I'm Essence

Guía Práctica Aromática de Bienestar Femenino

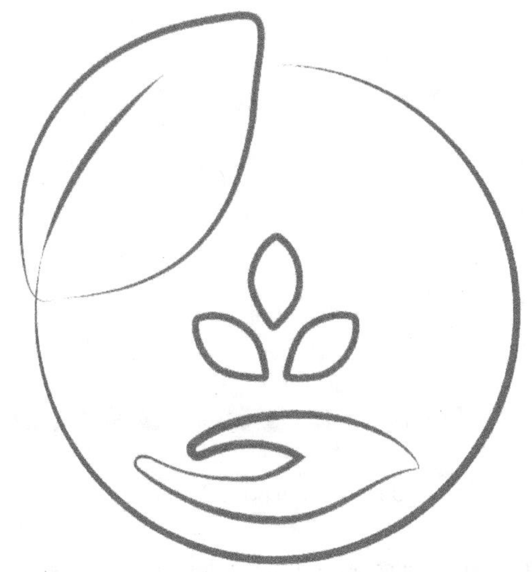

Tatiana Lechuga

I'm Essence

Guía Práctica Aromática de Bienestar Femenino

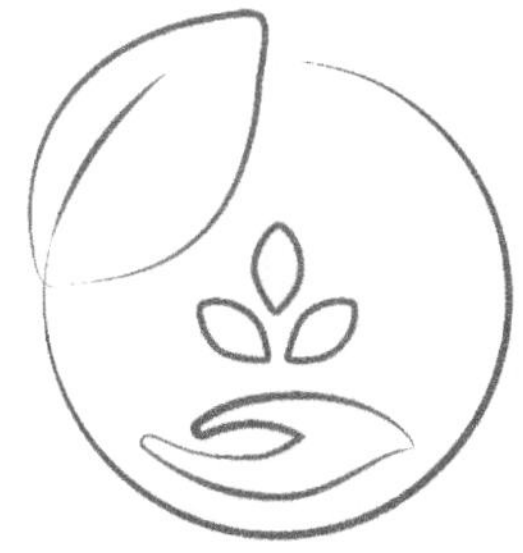

Autora

Tatiana Lechuga

@harmonymeshop

Ilustraciones

Fabby Alcántara

@utopian.creativestudio

Edición

Carolina Figueroa

@missmacafisa

Índice

Prólogo 3

Introducción 11

Capítulo 1.

Cultivando una vida plena y significativa 15

Capítulo 2.

Equilibrando la mente con el corazón y el cuerpo: La importancia de gestionar el estrés 31

Capítulo 3.

Palabras que nutren tu corazón 45

Capítulo 4.

Una noche a la vez, cuidando tu bienestar 69

Capítulo 5.

La Luna, tu aliada divina femenina 89

Capítulo 6.

I'm Essence, mi fórmula aromática de autocuidado femenino

107

Capítulo 7.

Aromaterapia segura, precauciones y medidas de seguridad para un uso responsable   117

Capítulo 8.

Recetas aromáticas para la armonía femenina   131

Anexo.

Mi Diario de Bienestar   153

Epílogo   223

Agradecimientos   225

Acerca de la autora   227

Mis redes sociales   228

Glosario   229

Recursos   233

Fuentes consultadas   234

Prólogo

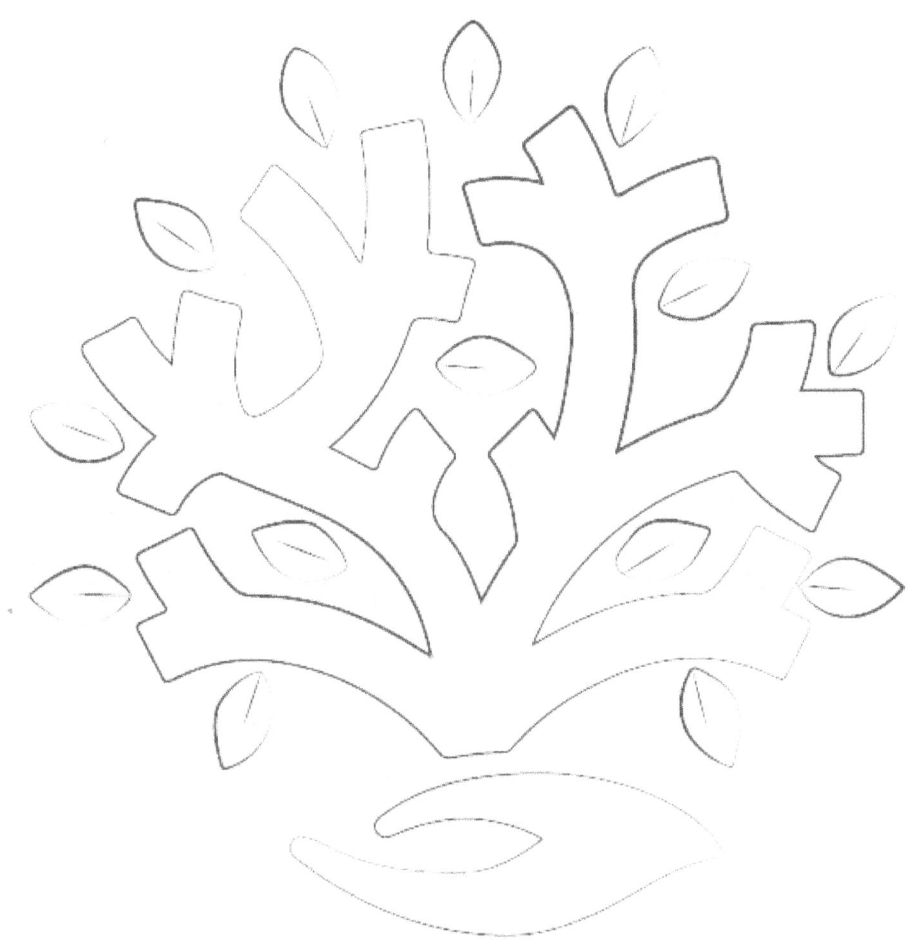

Prólogo

Por: Rocío Viveros

Es un verdadero placer presentar esta obra que está hecha con el corazón, la mente y las manos de Tatiana.

La conocí desde que era estudiante de universidad; perteneció a una generación de chicos muy determinados. Desde entonces se caracterizaba por hacer preguntas profundas, por buscar el origen de las cosas y por la velocidad para documentarse. Supe desde entonces que ella haría cosas grandes en la vida, y henos aquí celebrando una obra palpable.

Su personalidad afable y directa ha favorecido en mucho el poder de sus relaciones; su camino como asesora corporativa siempre ha sido muy profesional, y sus andares como Aromaterapeuta son inolvidables.

Su camino con los aceites esenciales no sólo es un bálsamo para el alma sino una alternativa para sentir y vivir mejor la vida. Por supuesto, yo me considero la embajadora #1 de todos sus productos. Los vi nacer en su mente, en la pluma y en la experimentación, y vi transformar desde la elección de las esencias hasta las etiquetas. Juntas hemos preparado exhibiciones y créanme que ella goza cada paso.

Desde la introducción, Tatiana ya nos explica la razón por la cual se siente tan conectada con lo natural, con los regalos que nos brinda la tierra en forma de maderas, raíces, frutos, hojas, etc., y cómo ella lo pudo traducir en aromaterapia que inspira bienestar, a través de combinar perfectamente los aceites esenciales y ponerlos accesibles en tu mano en un frasco. Así hoy, además de agradecer la lluvia, los pájaros, el Sol, etc., añadimos a la lista las plantas y los árboles.

En el capítulo "Cultivando una vida plena", Tatiana nos invita no sólo a pensar, sino a practicarla a través de ciertas recomendaciones, pues siempre tenemos la posibilidad de elegir "cómo nos queremos sentir". Es amena en los abordajes, desde los autores principales del tema de florecimiento, hasta sensibilizarnos a vivir diferente o gestionar mejor las emociones que sin duda nos conducirán a un cambio de consciencia. La aromaterapia también cuenta con autores que han creado modelos para sustentar sus observaciones.

Prepárate para leer, disfrutar y tomar nota de cómo puedes apoyarte en los diferentes aspectos de tu vida como: las emociones positivas, el nivel de compromiso, las relaciones positivas, el propósito y significado, y la percepción de tu logro. Te invito a que respondas las preguntas que te plantea la autora; será revelador para ti.

En el capítulo donde aborda el equilibrio de mente-corazón-cuerpo, ella nos habla del estrés, del cortisol, y de cómo nuestras emociones se modifican al grado de ocasionarnos enfermedades; de nuevo la autora nos da sustento científico al respecto. Aquí se invita a los lectores, además de las recomendaciones médicas de comer mejor y hacer ejercicio, a incluir en su vida esos regalos de la naturaleza traducidos en aromaterapia, precisamente porque sus propiedades químicas pueden combatir el estrés. De nuevo, aprovecha las preguntas que plantea el libro para ir reconociendo cómo te sientes. Poco a poco la consciencia llega, y con eso, las mejores decisiones en nuestra vida.

Sinceramente les digo, dense la oportunidad de oler los aromas que HarmonyMe puede preparar para ustedes, estoy segura de que varios de ellos les van a fascinar. En mi experiencia, llegan hasta el alma cuando respiro profundo frente a ellos, porque viajan por todo el torrente sanguíneo hasta mi cerebro para repetirme "todo está bien".

Realiza las estrategias que Tatiana te propone para escuchar tu cuerpo; los diferentes ejes de tu vida pueden ser abordados con calma, con mayor consciencia.

La aromaterapia no es magia, es constancia.

"Palabras que nutren tu corazón", otro de los bellos capítulos de esta guía. Reconocer la forma en que nos hablamos, y la forma en cómo accionamos para amarnos y cuidarnos más, es importante. Nuestros pensamientos producen nuestras acciones, y con ellas, los resultados. De nuevo, la forma en como Tatiana lo explica lo hace más asequible, ante un mundo que pareciera que nos exige ir cada vez más rápido. La guía presenta preguntas relevantes, te recomiendo hacer una pausa para responderlas; de alguna manera escribir también permite disminuir el estrés.

Notarás cómo se van cayendo las capas de lo que espera la sociedad, con lo que tú estás en condiciones de dar. La aceptación de ti misma es pausada, lleva tiempo, es ver tu luz y tu sombra. Ten la seguridad de que todos los caminos que tomaste fueron importantes, convenientes para crecer.

No hay duda de que todo está conectado: la emisión de las palabras, el tono de voz que usamos, y la vibración que emitimos en los distintos estados emocionales que nuestro cuerpo, alma y espíritu guardan. ¡Me encanta cuando la autora nos invita a resonar bonito, emitiendo palabras y tonos que nos favorecen!

Cuando aborda el tema del sueño en el capítulo "Una noche a la vez", Tatiana habla de la importancia de las horas de sueño con la misma importancia con la que debemos escoger los alimentos, por ejemplo. Nos ofrece datos que permitirán al lector virar acciones hacia el inicio de nuevos y mejores hábitos. Tatiana abre su corazón y nos comparte su travesía por los médicos y el hospital; fue así como corrigió seriamente el rumbo de su sueño, y por lo tanto, de su nivel de productividad. ¡Gracias por la honestidad de sus palabras y todos los consejos! Es cada vez más importante relacionar el sueño con aromas que nos inviten a "cerrar la tienda", y ponernos en modo de reposo. Declaro que el spray en la almohada y en la pijama es mi preferido.

Oh ahí viene "La Luna, tu aliada divina femenina". Aquí la autora propone identificar las fases del crecimiento lunar con las posibilidades que tenemos para diseñar realidad, dado que tu vida puede adquirir una intencionalidad. Déjate guiar con los perfiles prácticos para conectar la intención, meditación, plenitud y gozo. Los aceites esenciales permiten una limpieza emocional y retomar caminos. Así como lo árboles buscan la luz del Sol para crecer, los humanos podemos buscar la luz de la Luna para explorar y reconocer todo cuanto somos. Liberar, sanar y realizar las prácticas aromáticas recomendadas; ese es el camino que veo y leo.

En el apartado "Soy esencia", dado que es relevante sentirse bien en amplio sentido, se nos brindan formas aromáticas para sumar a nuestro bienestar. Maderas, resinas, hojas, semillas, raíces y frutos, están disponibles para nosotros. La autora nos da recomendaciones de uso y cuidado. Por supuesto, les recomiendo usar su código QR tanto para ver sus clases como su tienda aromática… son un verdadero poema y un toque de amor con sólo un respiro.

"Aromaterapia segura: precauciones y medidas responsables". Aquí nos comparte el uso adecuado de las esencias para disminuir riesgos de salud. Etiquetas, sellos de certificación, conservación, dilución, contraindicaciones, y toxicidad, entre otros, son aspectos a considerar tanto para comprarlas, como para prepararlas y usarlas.

Y para coronar esta obra llamada guía, Tatiana Lechuga Rey nos comparte "Recetas aromáticas para la armonía femenina". Ella te mostrará tres: para disminuir el estrés, para obtener energía, y para seguir abonando al amor propio. El diario de bienestar que reside en los anexos es también uno de los grandes regalos de esta obra.

Si tú deseas que ella misma prepare tu formula personalizada, podrás hacerlo de manera presencial o por videollamada. Sentirás toda su autenticidad, cariño y respeto por los beneficios que la aromaterapia puede dar a tu vida, en todos los sentidos. Tu experiencia será relevante… yo te lo garantizo. Optar por tu bienestar siempre será tu entera responsabilidad.

Introducción

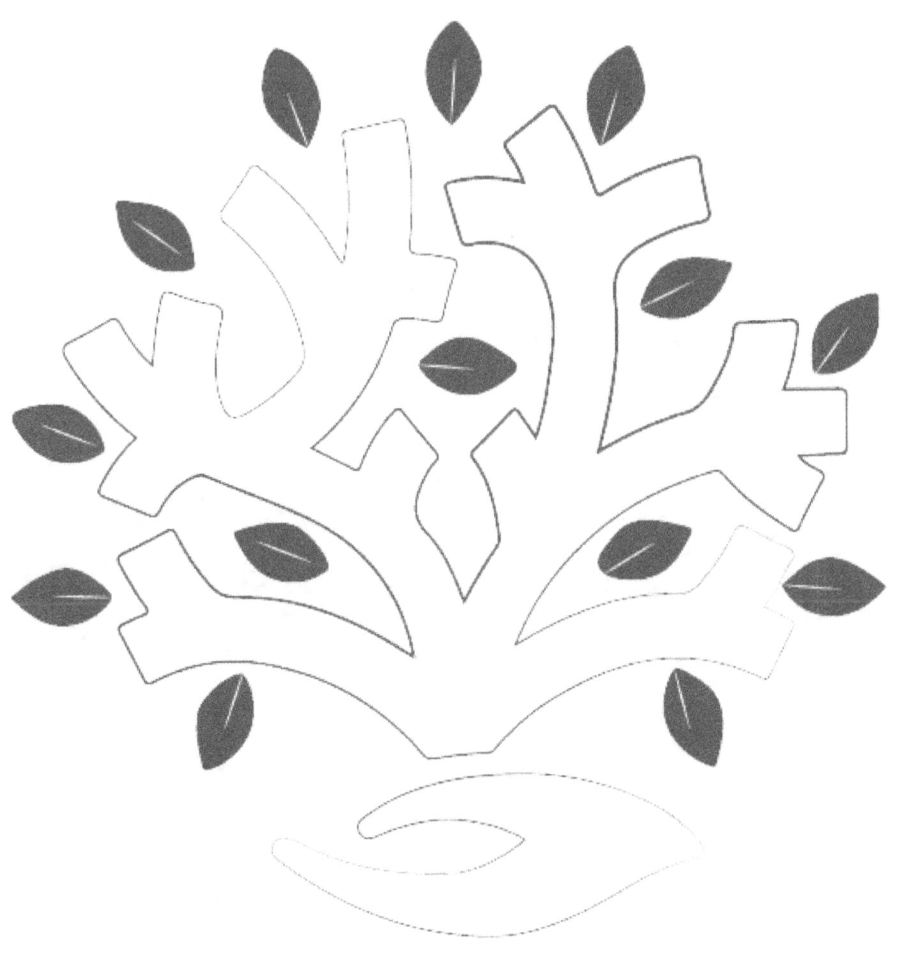

Introducción

Desde niña, he tenido una conexión especial con los árboles; considero que son una de las creaciones del universo más bellas y majestuosas. Su energía es poderosa y transformadora.

Su ciclo vital es una representación del ciclo vital del ser humano. Al igual que tú y yo, nacen, crecen, se reproducen y mueren. La diferencia, y gran enseñanza, reside en que ellos reconocen desde su primer momento cuál es su propósito en la vida; no controlan ni cuestionan al universo del por qué hace calor, por qué las hojas se les caen, o por qué se congelan. Simplemente fluyen, se adaptan, y son resilientes y sabios. Saben en qué momento pueden ser casa para alguien, y en qué momento van a trascender.

A partir del día en que decidí emprender el camino como Aromaterapeuta, he honrado aún más esta creencia. Los árboles son portadores de vida en cada una de sus partes: raíces, rizomas, bulbos, tronco, resinas, hojas, tallos, semillas, bayas, frutas y flores, mismas de donde se extraen los aceites esenciales, sustancias químicas aromáticas producto del metabolismo secundario de la planta. En palabras más sencillas, imagina que los aceites esenciales son como el ADN o el alma de la planta, el lugar donde se concentra toda su energía, que se traduce en múltiples propiedades terapéuticas para nuestro cuerpo físico, emocional, mental y espiritual.

Como diría Nikola Tesla, "Si quieres encontrar los secretos del universo, piensa en términos de energía, frecuencia y vibración"; los aceites esenciales, al igual que tú, también son energía, y emiten una vibración en una determinada frecuencia.

Me encantaría que tú, en unidad con cada una de tus dimensiones o cuerpos físico, energético, emocional, mental y espiritual, seas consciente del Ser o Árbol maravilloso que eres, y que te des cuenta de que eres capaz de gozar de una vida con bienestar integral.

¡Si YO puedo, TÚ también!

Bienvenida a *I'm Essence: Guía Práctica Aromática de Bienestar femenino*. Deseo que lo que creas en tu mente, lo declares desde el amor y el agradecimiento, se manifieste, y sume a tu vida de forma extraordinaria.

Capítulo 1

Cultivando una vida plena y significativa

El ser humano, sin importar la edad, la época del año, o la situación, siempre tiene la oportunidad de elegir cómo desea vivir su vida y con quién la comparte.

En este proceso de elegir, de crecer, y de **SER**, para vivir con felicidad, prosperidad, plenitud y/o bienestar, a veces, siempre, o en ocasiones, te complicas el camino por diferentes razones, llámense control, creencias limitantes, o bloqueos emocionales, entre otros.

De acuerdo con la Psicología positiva, así como con la Aromaterapia holística, florecer está relacionado con vivir en bienestar de forma integral, es decir, en cada una de las áreas de tu vida de forma sostenible y constante.

La Dra. Lynn Soots, Investigadora de la Psicología positiva, define al *Florecimiento* como: "El producto de la búsqueda y el compromiso de una vida auténtica que aporta alegría interior y felicidad a través de la consecución de objetivos, la conexión con las pasiones vitales, y el disfrute de los logros a través de los picos y valles de la vida".

Una de las ideas que más me resuena de este concepto, así como del modelo *PERMA* (por sus siglas en inglés: *positive emotions, engagement, relationships, meaning, and achievement*) que diseñó Martin Seligman, padre de la Psicología positiva, es que **Florecer es un quehacer**. Es una acción de vida que tú decides con completa voluntad para ser feliz y pleno. Aunque haya sequía, lluvia, o crisis, es cuestión de disposición, resiliencia, conciencia, y definitivamente, **CONSTANCIA**.

Por otro lado, expertos Aromaterapeutas como Salvador Battaglia, escritor y conferencista australiano, coincide en que en efecto, *Florecer* es vivir en bienestar, y herramientas como la Aromaterapia son un gran aliado que contribuirá a sensibilizar, concienciar, y gestionar tus emociones, así como mejorar tu salud física, emocional y mental.

Sé y estoy muy consciente que esta elección de vida puede resultar retadora; te lo dice alguien que ha escogido este camino por voluntad y sin imposición. Este proceso tiene de todo un poco, experiencias, momentos, y aprendizajes padrísimos, así como también sus momentos de crisis, donde quieres "tirar la toalla" como decimos en México, pero luego tomas una pausa, respiras, y cuando vuelves a enfocar, es sorprendente, porque alcanzas a visualizar la luz al final del túnel. Decides levantarte, respiras de nuevo y emprendes el camino, sabiendo, y a veces medio sabiendo, que el proceso te transformará y te sanará. Como te compartí en el párrafo anterior, es una acción de vida que implica disposición, fe, confianza, paciencia y constancia.

Martin Seligman hace hincapié en lo siguiente: debido a que este *Florecer* es totalmente voluntario, declara que el modelo *PERMA* (o para estos fines, el modelo de *Florecimiento*), no es una prescripción ni una fórmula exacta o mágica, sino una descripción de lo que tú y yo podemos hacer para vivir con felicidad y bienestar auténtico.

¿Cuál es la recomendación?

Trabaja en el área que más te resuene, en la que más lo requieras según tus necesidades, y por favor **NO** las trabajes todas al mismo tiempo ni con la misma intensidad, ni por obligación ni por imposición. El bienestar te brinda gozo, plenitud, felicidad, abundancia y prosperidad, por lo tanto, hazlo valer.

Ahora que ya sabes que implica, date una oportunidad de probar estas nuevas herramientas a partir de esta fabulosa colaboración que realizó Salvador Battaglia con su modelo del *Árbol de los Aromas* más el modelo *PERMA*, o de Florecimiento de Martin Seligman.

El modelo del *Árbol de los Aromas* de Battaglia, clasifica los aceites esenciales a partir de las diferentes partes de la planta de las que el aceite es extraído, es decir, raíz, rizoma, madera, resina, hojas, semillas, flores o frutas, así como la relación que existe entre las propiedades físicas, aromáticas, botánicas, farmacobiológicas, y químicas, con su personalidad, psique, energía sutil, vibración, e influencia en estados emocionales.

En palabras más sencillas, cuando sumas aromaterapia (*Árbol de los aromas*) a tu trabajo personal (modelo *PERMA*), todo es más afable y posible porque estás eligiendo en conciencia vivir de forma holística, cuidando de tu cuerpo, mente, corazón y espíritu.

Lo que te voy a compartir enseguida, representa cada ámbito o factor que compone al modelo *PERMA* y el acompañamiento aromático sugerido. Así que prepárate para aprender e ir identificando en cuáles requieres trabajar y/o pulir.

Positive Emotions - Emociones positivas

Hace referencia a incrementar este tipo de emociones y saber gestionar las negativas. Ya que entre más practiques, por ejemplo, la gratitud, la generosidad, la inspiración, el amor, y la paz, vibrarás en una frecuencia alta, lo que te llevará a mejorar tus habilidades físicas, psicológicas, intelectuales y sociales, fortaleciendo tu resiliencia y bienestar en general.

Los aceites sugeridos de acuerdo con el modelo de Battaglia son los **aceites florales** y **frutales**, debido a que representan el florecimiento de una planta o árbol. Hace hincapié en los aceites frutales como la Bergamota, Mandarina, o Naranja dulce, debido a su personalidad, energía sutil, y propiedades para estados emocionales.

Imagina que estás en una fiesta, los aceites esenciales, frutales sobre todo, son los invitados que fungen como el alma de la fiesta. Son optimistas, alegres, divertidos, entusiastas y positivos, pero no tóxicos; en general son buenas personas, irradian vitalidad, y gozan de una inteligencia emocional madura. Son creativos, extrovertidos, flexibles y adaptables. Se les facilita conectar con su niño interior, así como percibir la energía de las personas, y reconocen que su intuición es un factor importante para tomar decisiones. Estas son las emociones y sensaciones por las que los aceites esenciales frutales se caracterizan. Si tú consideras que requieres algo de mandarina o de naranja en tu día para sonreír, enfrentarte al cambio con fortaleza y voluntad, pasar de la fatiga a la acción, salir de la apatía y recuperar tu sentido de la vida, o estás ávido de pasar de nube a gris a día soleado, en consciencia, estos aceites pueden ser tus aliados para conectar con la práctica de las emociones positivas.

Engagement - Compromiso

Se trata de hacer un pacto contigo mismo para que a partir de tus fortalezas, aprendas a reconocer y practicar las actividades que te permitan fluir y vivir enfocado en el presente. Si ya te estás estresando porque no sabes cuáles son tus fortalezas, no te preocupes; date un respiro (bueno, date tres), inhala y exhala a tu ritmo, diles a tus debilidades que no te molesten, que su turno se acabó, y ya que te sientas en sintonía con tu corazón, más tranquila, empieza por escribir qué te gusta de ti, para qué eres buena. Muy importante: por favor no descartes lo que tú consideras como obvio o sin chiste porque ya estás tan acostumbrada a realizarlo que has dejado de darle valor. Por ejemplo, si eres muy buena escuchando, eres excelente organizando, desde una fiesta hasta los closets de tu casa, o haces rica comida, exprésalo. Pásalo de lo obvio o de lo que se supone que debe ser, a reconocer que sí eres muy buena en cualquiera de las áreas que te hayas reconocido.

Tu lista de fortalezas funcionará como tu caja de herramientas para cuando decidas trabajar en un área o actividad que deseas aprender, pulir o mejorar. Tus fortalezas serán tus mejores aliadas para ser constante y mantener el pacto que has hecho contigo.

Los aceites esenciales sugeridos que te facilitarán estar en el momento presente y contribuirán a tu maestría de vida son los aceites provenientes de **maderas** y **resinas**. En especial los primeros, como el Sándalo, el Cedro atlas, el Palo santo o el Ciprés azul, por su personalidad, energía sutil y propiedades para estados emocionales.

¿Has escuchado la frase de "tan fuerte como un roble"? Bueno, los aceites esenciales de maderas tienen la característica de brindarte fortaleza, templanza, determinación, valentía, confianza, seguridad, y sabiduría para emprender eso que deseas llevar a cabo, esa tarea por cumplir, manteniéndote en control, en el presente y relajada, porque sabes qué estás haciendo, y lo más importante, reconoces el por qué y para qué. Susanne Fischer-Rizzi, autora de un sinfín de libros de aromaterapia, describe al Cedro como un aceite con un efecto calmante en el sistema nervioso de la siguiente forma:

"El aceite esencial de cedro es cálido, armonizante y se considera vivificante. Ayuda a calmar el miedo y la tensión nerviosa. En situaciones difíciles, el aceite puede proporcionar confort y calidez; ayuda a estabilizar las energías desequilibradas. El cedro contribuye a reducir el miedo, la agresividad y la ira."

Ahora que ya conoces un poquito más de sus características, cuentas con un apoyo alternativo para vivir este ámbito del compromiso. Sólo recuerda que los aceites esenciales tienen sus protocolos de seguridad y de materia médica; antes de usarlos, asesórate.

Relationships - Relaciones positivas

Yo lo defino en tres aspectos:

1. Identifica las relaciones que te suman, te nutren y te contribuyen.

2. Elimina las relaciones tóxicas. No tienes necesidad de andar cargando a nadie, o de ser el saco de boxeo de alguien o su fuente inagotable de energía.

3. Mejora tus habilidades intrapersonales para que tus relaciones interpersonales mejoren a su vez.

Los aceites esenciales que te apoyarán en este ámbito son los **aceites florales**, como, por ejemplo: la Rosa otto, la Lavanda, el Jazmín y el Neroli, entre otros, ya que se les asocia directamente con el amor. Su propósito es cultivar en ti el amor propio, la amabilidad, la compasión, la empatía, la autoaceptación, la estabilidad emocional, y el conectar con tu propia pasión. Esto con la intención de facilitarte formas de amarte, reconocerte, respetarte, y por ende, hacerlo con los demás, identificando lo que te suma y te nutre, y lo que deberá ser eliminado para poder vivir en expansión con personas que, al igual que tú, están en crecimiento.

Gabriel Mojay, director del Instituto de Medicina Herbolaria Tradicional y Aromaterapia, describe en su libro *Aromatherapy for the healing spirit* la energía del aceite de Ylang ylang desde el concepto de la medicina tradicional china como:

"Enérgicamente fresco y húmedo. El Ylang ylang actúa para eliminar el calor del corazón cuando la tensión nerviosa provoca palpitaciones, hipertensión y taquicardia. Al mismo tiempo armoniza la mente (Shen) y calma el sistema nervioso. También es conocido por su capacidad para enfriar los estados de inquietud y agitación, y ayudar a conciliar el sueño."

Meaning - Propósito y significado

Buscar qué le da sentido y rumbo a tu vida es un viaje profundo, personal y único. Salvador Battaglia, lo describe como la oportunidad de crear un puente entre tu bienestar y espiritualidad, que brinda un sentido de trascendencia y pertenencia a algo más grande que tú misma.

Sin lugar a duda, hay momentos cruciales en el camino en los que sientes que la aguja de la brújula se imantó; te sientes perdida, desconectada de la cabeza, el corazón, y todo lo que se le anexe. Te puedo asegurar que, en algún momento, a todos nos ha sucedido. Lo importante en esos momentos es reconocer tus emociones y pensamientos de frustración, culpa, estrés, miedo, enojo, incertidumbre y/o impaciencia, para luego preguntarte, ¿Cómo puedo mejorar esta situación?

Este ámbito sugiere reflexionar, voltear los reflectores hacia adentro para evaluar dónde estás parada, si te has perdido, cómo regresar a casa, o girar a tiempo a la dirección que tu alma desea.

Me encantaría decirte que existe una fórmula mágica para encontrar tu propósito o tú significado, pero no. Ahora bien, un buen lugar por donde empezar es haciéndote preguntas poderosas. A continuación, te comparto una serie de ellas con el propósito de darle claridad a tus pensamientos.

Momento de las preguntas poderosas

- ¿Cómo sería tu vida si pudieras vivir tu versión más auténtica y significativa?

- ¿Qué actividades estarías realizando?

- ¿Qué te motiva a levantarte todas las mañanas?

- ¿Qué te llena de energía y te brinda felicidad?

- ¿Qué te gustaría lograr en tu vida?

- ¿Cuáles son las cosas que te gustaría mejorar de ti?

- ¿Qué actividades o cosas disfrutas hacer?

- ¿En cuáles te destacas y te hacen sentir satisfecha y realizada?

- ¿Cuáles consideras que son tus valores más importantes, y cómo los aplicas en tu vida?

- ¿Cuáles son los principios que guían tus decisiones?

- ¿Qué experiencias te gustaría realizar, probar?

— ¿Cuáles han sido los momentos más significativos de tu vida, cómo los viviste y qué aprendiste de ellos?

Acércate a tus personas amorosas y de confianza, como pueden ser amig@s, familiares, pareja, mentores o buddies, y pregúntales cuáles creen que son tus fortalezas, valores, talentos, cualidades y pasiones.

Los aceites esenciales asociados a este factor son los extraídos de **maderas** y **resinas**. Salvador Battaglia resalta el poder de las resinas como la Mirra, el Cistus y el Franquincienso, entre otros, ya que gracias a sus propiedades, personalidad y energía sutil, funcionan como agentes transformadores, o como yo los defino, como sanadores de las heridas del alma.

Te invitan a la introspección, a la autoaceptación. Preparan el sentido de humildad y respeto. Promueven el crecimiento personal (holísticamente hablando), abrazando tu luz y sombra, imperfecciones, virtudes e integridad. Funcionan como un gran facilitador para conectar con el plano espiritual a través de la meditación, así como también calman la mente, confortan al espíritu, y hacen relucir la sabiduría del alma.

Quiero terminar este ámbito recordándote que descubrir tu propósito de vida es un viaje continuo, que puede llevar tiempo y que, a su vez, puede evolucionar. Permítete explorar y estar abierta a nuevas posibilidades. Sé paciente contigo misma y escucha a tu intuición; es un viaje de autoconocimiento.

Achievement - Éxito y sentido de logro

Implica establecer metas de forma *SMART*, es decir, que sean específicas, medibles, alcanzables, relevantes y de duración limitada. Dicho más sencillo, que tus metas sean inteligentes, eficaces y realistas. De una u otra forma, la intención es que conforme establezcas tus compromisos seas constante, alineada a tu propósito, y te sientas feliz con los descubrimientos y resultados. Estarás cultivando tu sentido de logro, y por ende, tu sentido de satisfacción se fortalecerá y cada vez te sentirás más competente.

Los aceites esenciales sugeridos por el *Árbol de los Aromas* son los provenientes de **semillas**, como el Anís, la Pimienta, el Cardamomo, y la semilla de Cilantro, entre otros.

Si nos remontamos a la mitología griega, las semillas se asocian al origen, la nutrición, la reproducción y el crecimiento. Otros las caracterizan como fuente de creación, creatividad, fortaleza y valentía. Valerie Ann Wowood, Aromaterapeuta e investigadora, en su libro *The Fragant Heavens*, describe la energía sutil del aceite esencial de Pimienta como un aceite que:

"Nos brinda la valentía de aventurarnos en lugares desconocidos y nunca vistos. Nos hace Intrépidos en nuestro progreso... promueve la fortaleza de espíritu para resistir al adversario... fomenta la capacidad de aferrarnos a nuestros sueños y aspiraciones cuando todo el mundo a nuestro alrededor nos aconseja con respecto a nuestras elecciones."

Los aceites esenciales de semillas, en general, cultivan en tu ser el poder de la valentía, y la fortaleza de espíritu para hacer crecer lo que te hace feliz, lo que te facilita vivir en armonía y en sincronía con cada uno de tus cuerpos (físico, mental, emocional, energético, áurico).

Capítulo 2

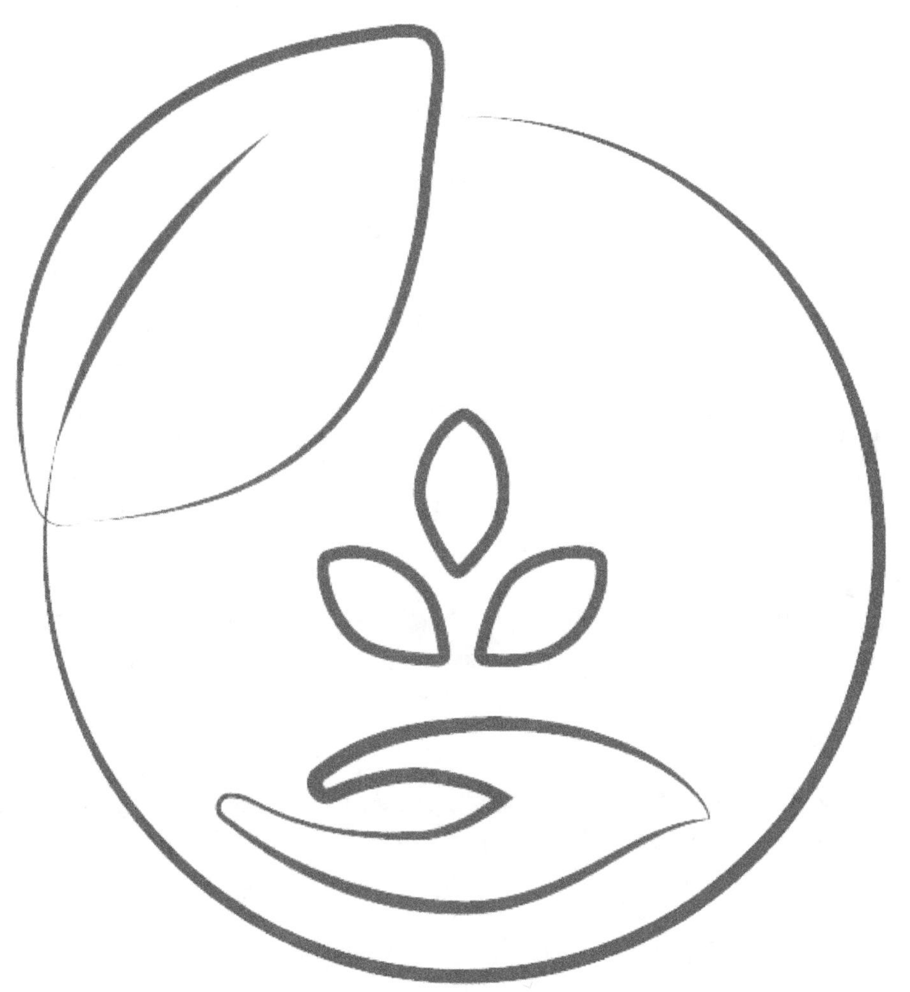

Equilibrando la mente con el corazón y el cuerpo: La importancia de gestionar el estrés

Cuando te sientes relajada, todas las dimensiones de tu cuerpo se sienten en armonía, y por ende, tú te sientes feliz, fuerte, en balance, y capaz de afrontar y manejar las curvas que la vida te lanza, aunque te causen estrés. Esto es en gran parte gracias a tu sistema nervioso, que juega un papel preponderante en todos los aspectos de tu salud y bienestar.

Imagina que el sistema nervioso funciona igualito que una torre de comunicación y control de los aeropuertos, que en este caso, son tu cuerpo. Es responsable de las actividades más comunes como despertar, respirar, pensar, leer, recordar y sentir emociones, entre otras.

Ahora bien, imagina que tu torre de comunicación y control poco a poco se va saturando por falta de autocuidado. ¿Qué sucede? Que le abres la puerta a diferentes y posibles desequilibrios como la ansiedad, la depresión, el insomnio, la migraña, el herpes y el estrés.

Hablemos un poco más de este último. Las biólogas Núria Capdevila y María José Segundo, lo definen de una forma muy sencilla: "El estrés es la respuesta natural del ser humano ante situaciones de miedo, tensión o peligro, tan comunes en la sociedad moderna. Forma parte de la vida de toda persona, pero si su presencia es excesiva, puede ser dañina para la mente y el cuerpo".

Tú y yo, como bien lo mencionan ellas, estamos acostumbradas a vivir con cierto estrés en el día a día. Es hasta sano, ya que permite que el cerebro active su sistema de alarma, y verifica que sí está funcionando.

¿Qué sucede cuando el estrés empieza a invadir mi vida, mis pensamientos, mis emociones y todo lo que soy?

Harvard Health, en su investigación sobre el estrés, hace una analogía muy sencilla y la define así: tu cuerpo es como un carro que pisa el acelerador. Lo puede hacer con precaución y disfrute, o en ocasiones tiene que frenar abruptamente para evitar un accidente, provocando que la hormona del **Cortisol** se eleve, y luego del incidente, regresa a su estado regular (**1era etapa - reacción de alarma**). Ahora bien, hay un segundo nivel: pareciera que el pie está casi pegado al acelerador, por lo que pisar el freno resulta muy difícil, provocando que el cerebro libere Cortisol, generando en el cuerpo un estado de alerta máxima (**segunda etapa - estado de resistencia**), lo que da pie al tercer nivel. Eso sucede cuando el cuerpo se da cuenta que ya no puede más y aparecen los desperfectos mecánicos o desequilibrios físicos, dando la bienvenida a la enfermedad; es lo que se conoce como "**tercera etapa - fase del agotamiento**".

El estrés es multidimensional, involucra la mente, el cuerpo y las emociones, provocando problemas tanto fisiológicos como psicológicos. Marian Rojas Estapé, médico psiquiatra y escritora española, dice que *el 90% de las cosas que nos preocupan jamás suceden*, pero nuestro cuerpo y mente lo viven como si fuera real, y es totalmente cierto. Tanto tú como yo, en algún momento, lo hemos practicado ante una preocupación real o imaginaria. Has creado historias en tu mente que llegan a tener hasta tres finales diferentes, y lo único que has conseguido es intoxicarte de Cortisol.

Ahora imagina vivir intoxicada todo el tiempo.

Es verdaderamente perjudicial para tu salud y para quienes te rodean. La hormona del estrés, o Cortisol, así como es una aliada para hacer frente a momentos de alerta, miedo, incertidumbre o amenaza, en niveles altos es sinónimo de inflamación en tu cuerpo, y por ende de enfermedad o desequilibrio. Según el Colegio Americano de Medicina del Estilo de Vida, estima que **el 80% de las enfermedades crónicas no trasmisibles podrían prevenirse llevando un estilo de vida más saludable**.

Los más comunes:

- Ansiedad, tristeza, miedo, agobio, depresión

- Dolor en el pecho, dolor de cabeza, fatiga, tensión muscular.

- Problemas para dormir; enfermedades del corazón, alta presión; diabetes; problemas digestivos (incluidas todas las -itis); desordenes alimentarios (como obesidad o bulimia); por mencionar algunas.

Asimismo, la Medicina del Estilo de Vida (MEV), hace hincapié que con el propósito de gozar de bienestar y una buena calidad de vida, es de vital importancia adoptar las siguientes prácticas:

1. Comer de forma saludable

2. Realizar actividad física constante

3. Desarrollar estrategias que te permitan controlar el estrés efectivamente

4. Formar y mantener relaciones interpersonales sanas

5. Mejorar hábitos de sueño

6. Suspender el abuso de sustancias tóxicas

Por otro lado, otra práctica y estrategia terapéutica es abordarlo desde una óptica holística. Es por esto por lo que la **Aromaterapia** es tan efectiva para estos casos, ya que los aceites esenciales, al ser inhalados o recibidos tópicamente, tienen un efecto fisiológico y psicológico, trabajando al nivel de los sistemas olfativo-límbico y endocrino.

Menos estrés… Más aromaterapia

Existe una gran variedad de aceites esenciales (AE) que, por su composición química y propiedades para estados emocionales, pueden transformarse en aliados para el manejo del estrés y sus efectos, por ejemplo:

Condición física o estado emocional	Aceites Esenciales (AE)
– Relajación y paz interior – Contrarrestar la irritabilidad o el enojo – Prevenir o tratar el dolor de cabeza – Insomnio	Bergamota, Franquincienso, Lavanda, Manzanilla romana, Mandarina, Mejorana dulce, Naranja dulce, Sándalo, Salvia esclarea, Ylang ylang
– Combatir el estrés, la ansiedad, la fatiga o el letargo físico y mental – Prevenir o tratar el desequilibrio digestivo – Estimular el sistema inmune y respiratorio	Albahaca, Geranio, Jengibre, Limón, Lima, Menta, Pimienta negra, Romero, Pino, Tomillo.
– Trabajar el sentido de culpa, apatía, o melancolía – Manejar y superar el duelo – Apoyo para la depresión, la tristeza o la ansiedad emocional	Bergamota, Jazmín, Mandarina, Melissa, Neroli, Rosas.

Ahora, te comparto **mi top cinco de aceites esenciales** para bajar el estrés, y recobrar la serenidad, la armonía y la paz:

Lavanda

Es el aceite universal para estos casos. Debido a su composición química, sus beneficios son del alto espectro y alcance. Así como será efectivo para reducir la tensión muscular gracias a un masaje corporal con aceite vehicular de jojoba, también será un vehículo para reducir la ansiedad, y un gran apoyo para conciliar un sueño reparador. Por otro lado, es un AE que contribuye a activar, armonizar y/o desbloquear tu centro energético o chakra del Corazón.

Manzanilla romana

Es un aceite que me encanta, porque me ayuda, por ejemplo, cuando brota la colitis nerviosa. Un masajito con un aceite vehicular de jojoba en mi zona abdominal es un gozo, porque además de que me ayuda con la digestión, desinflama y relaja los músculos. Asimismo, es un excelente medio para reducir la tensión nerviosa, alegrar el espíritu cuando está triste, y fortalecer tu poder interior. Por otro lado, es un AE que contribuye a activar, armonizar y/o desbloquear tus centros energéticos o chakras garganta, tercer ojo y corona.

Romero

Al igual que la **Menta**, me encantan porque son refrescantes y clarificadores. Me apoyan a enfocarme y a concentrarme; así dejo de *papalotear* (frase que se usa en México para decir que andamos distraídas con mil cosas). Su rico aroma me hace sentirme en equilibrio, que fluyo, y me facilita escuchar a mi cuerpo e intuición. En formato difusor es una forma muy sencilla y directa de aprovechar sus beneficios. Por otro lado, es un AE que contribuye a activar, armonizar y/o desbloquear tus centros energéticos o chakras plexo solar, garganta y tercer ojo.

Mandarina

Su aroma dulce y cítrico es una delicia; es un AE armonizador. Me fascina su capacidad para conectar con lo mejor de nuestro de corazón, iluminando los momentos de alegría, fe, esperanza y empatía, contrarrestando la irritabilidad, el enojo y el miedo. También facilita el reconectar con tu niña interior. En formato spray, o en inhalador, es una experiencia mega recomendable. Por otro lado, es un AE que contribuye a activar, armonizar y/o desbloquear tus centros energéticos o chakras sacral y plexo solar.

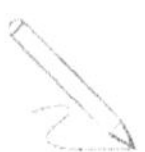

Ejercicio: Escuchando a mi cuerpo

Ahora que ya conoces los efectos del estrés en tu cuerpo, y estrategias básicas para contrarrestarlo, qué te parece si realizas los siguientes ejercicios a fin de que identifiques el estado de tu cuerpo y tomes acción.

Instrucciones

Antes de iniciar, relaja tu mente con cinco respiraciones profundas. Si ya estás lista, sé honesta contigo; lo estás haciendo para tomar acción y mejorar tu estado de salud.

1. Del 1 al 10, considerando el 1 como mínimo y el 10 como máximo. ¿Cuál es tu nivel de estrés?

____

2. Ahora identifica cuáles son tus 3 principales detonadores de estrés y por qué:

a) ______________________________

____

b) _______________________________________

____

c) _______________________________________

____

③ Identifica físicamente en qué parte del cuerpo sientes el estrés y su nivel de dolor, considerando el 1 como mínimo y el 10 como máximo:

a) _______________________________________

____

b) _______________________________________

____

c) _______________________________________

____

④ Cuando estás estresada, ¿qué emociones son las que más rondan en tu día?

a) ____

____

b) ____

____

c) ____

____

⑤ Ahora que ya reconoces cómo te sientes, escribe en las siguientes líneas los compromisos que deseas llevar a cabo para manejar y reducir tus niveles de estrés.

____

____

____

Capítulo 3

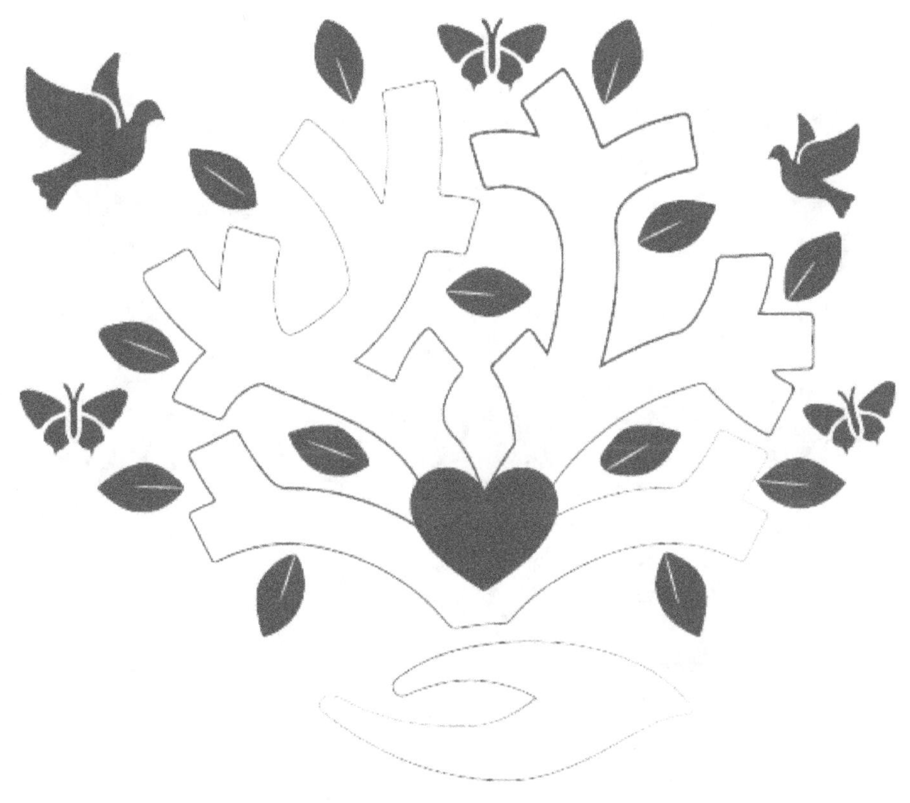

Palabras que nutren tu corazón

"Lo que buscas te está buscando a ti"

- Rumi

Estimada lectora, ¿te has puesto a pensar cuáles son las palabras que nutren tu amor propio? ¿que estimulan tu mente? ¿que hacen moverse a tu cuerpo y que conectan con tu alma?

El poder de la palabra. Pareciera que está muy de moda, cuando realmente es una herramienta básica capaz de transformarte si tú estás dispuesta. Posees un super poder, y eso tú ya lo sabías, sobre todo cuando las empleas para expresarte ante los demás. Te explico.

Dependiendo del mensaje, como de la persona a quien va dirigido, seleccionas el **tipo de tono** (carga emocional, amable, enojada, etc.), la **intención** (contexto y subtexto por el cual fue creado el mensaje, y el resultado que se desea obtener) y **voz** (la forma gramatical, en primera, segunda o tercera persona, del singular o el plural). Conforme elaboras y expresas el mensaje, será el resultado de tu realidad; es cuestión de física cuántica y está científicamente comprobado. Así como has escuchado cientos de veces que eres lo que comes, bueno, algo semejante sucede entre la relación de tus **pensamientos + emociones + sentimientos + vibración.** Interiorizados y/o exteriorizados en palabras, **son iguales a tu realidad**.

Entonces, partiendo de dicha premisa, una forma de hacerlo muy evidente es que con las palabras y la carga vibratoria que piensas, sientes, visualizas, pronuncias, escuchas, ves, y manifiestas durante el día, es el resultado de las personas y situaciones que atraes a tu vida, así como el potenciar o demeritar todo lo que implica ser TÚ, con tu luz y tu sombra.

Tus palabras o lenguaje, además de construir tu realidad, la moldean, por lo que es de vital importancia que empieces por identificar **cómo te hablas desde que abres los ojos, hasta que vas a dormir**. Es decir, si te la pasas en el NO y en la queja, por ejemplo, identificarás algunas de estas creencias limitantes:

- No puedo, es muy difícil

- Siempre me pasa a mí

- Es imposible que pueda lograrlo

- No me queda de otra

- No tengo dinero

- Yo no nací con esos talentos

- No tengo tiempo para nada

- El mundo cada vez está peor

Con solo leerlas, mi cerebro genera una reacción de alerta, debido a que cada vez es más consciente que dichas palabras no resuenan en mí, y eso precisamente es lo que deseo para ti, que adquieras conciencia, y que reprogrames tu cerebro y tu corazón poco a poco.

¿Por dónde empezar? Te has de estar preguntando. Probablemente también has de estar pensando que será retador, dándole cabida al miedo y a la duda: ¿Seré capaz? ¿podré cambiar? ¿Esto no es para mí?

Si estos pensamientos están circulando por tu cabecita, te sugiero que:

a) Reconozcas las emociones y sentimientos que surgen.

b) Les quites el poder que ocasionan en ti. Sé que esa incomodidad se manifestará en forma de tensión en tu cuerpo, por ejemplo, en tu frente ceñida, como dolor de cuello, hombros y espalda, o dolor abdominal, diarrea, lágrimas, congestión, y hasta cefalea.

c) Respires. Inhala y exhala profundamente, y en cada exhalación, siente cómo liberas los pensamientos negativos.

Invita a la inspiración a tu corazón, y repite tres veces **SÍ puedo**.

Comunicación Amorosa

En lugar de enfocarte en la autocrítica, **cambia tu discurso a positivo** y exprésate con autoafirmaciones como "Soy capaz", "Soy Valiosa", "Soy alegre". Algo fundamental para que este primer gran paso suceda, es creerte desde lo más profundo de tu ser cada una de las palabras. Creer en ti es el alimento que te brinda fortaleza para construir la vida que anhelas, y enfrentar las situaciones retadoras que se te presenten. Si quieres aprender más sobre afirmaciones y decretos, te invito a seguir en redes sociales a una de mis mentoras, Martha Salamanca, Médium Máster y Autora.

Incluye en tu proceso a la dupla **Paciencia** y **Compasión**:

- Soy paciente, un día a la vez.

- Soy compasiva, identifico lo que siento, no lo juzgo, lo comprendo, soy bondadosa conmigo y lo percibo como un aprendizaje.

Establece límites saludables para identificar y expresar tus necesidades de forma clara y determinante. Es otro de los grandes pasos para vivir con mayor equilibrio.

Ejercita una conversación inclusiva entre tu cuerpo, mente y corazón. ¿A qué me refiero? El cuerpo va a funcionar de acuerdo con el nivel de armonía que existe en la relación mente-corazón durante el proceso de ser Tú. Por ejemplo, si te la pasas todo el día viviendo desde la razón, por miedo a sentir, o te la pasas en la sensibilidad máxima, porque no te atreves a poner límites, le estarás abriendo la llave al desequilibrio y a la enfermedad. Recuerda, los extremos no son saludables, aunque parezca la forma más sencilla de llevar tus días; en realidad habitas en modo supervivencia. La forma en que te expresas de ti, hacia los demás y tu entorno, influirá directamente sobre tu salud.

- Inicia por revisar el nivel de relación que tienes con tu triada (cuerpo, mente y corazón).

- Fomenta una conversación interna positiva y compasiva.

- Aprende a aceptar tu cuerpo y a honrar el poder de tu corazón, en armonía con tu mente, para sentirte libre y auténtica.

Fortalece tu amor propio. Me encanta cómo Alejandra Velázquez, autora del libro Almas Alocadas lo define: "El amor propio, se refiere a la relación que tienes contigo misma. Es reconocer tus imperfecciones sin dejar de valorarte. Ámate sin condiciones". Las palabras influyen en la fuerza y energía de tu amor propio.

Escribe. Una de las poderosas herramientas del autocuidado por varias razones:

- Forma efectiva de expresar y procesar tus emociones. Sirve para plasmar tus alegrías, logros, visualizaciones, proyectos, sueños, tristezas, frustraciones o cualquier otra emoción que estés experimentando en este momento, de manera segura y confidencial. Por ejemplo, el formato de Diario es ideal para estos casos, porque sirve como una herramienta de gratitud, autoconocimiento, manifestación y liberación de estrés.

— Es fuente de autoconocimiento y autoempoderamiento. Por un lado, es un ejercicio reflexivo que te lleva a descubrir tus experiencias, creencias, patrones, traumas, valores y sentimientos. Por el otro, te permite identificar tus necesidades, aspiraciones, metas, proyectos y planes, brindando claridad sobre quién eres, qué te impulsa, y cómo operarás para dirigir tu vida hacia una vida de merecimiento, plenitud, abundancia y felicidad.

La **recomendación aromática** para facilitar el poder de la palabra, desbloquear y/o armonizar el quinto chakra, garganta, son los aceites esenciales que tienden a notas herbáceas, ya que promueven en general un sentido de calma, claridad, enfoque, fortaleza y libertad, que facilitan expresarse desde el auténtico Yo.

Por ejemplo:

— AE de Albahaca: Facilita claridad y enfoque.

— AE de Manzanilla alemana: Permite expresarse con serenidad y sin enojo.

— AE de Mirra: Provee seguridad y confianza.

En resumen, el poder de la palabra para el bienestar femenino es innegable. Las palabras empoderan, fortalecen relaciones, rompen barreras, nutren el amor propio, y fomentan la autoexpresión. Cuando las usas consciente y positivamente, tomas el control de tu propia narrativa, y avanzas hacia una vida más saludable en todos los sentidos. Es cuestión de práctica, compromiso, constancia, paciencia y compasión.

A continuación, te presento tres ejercicios diseñados para ayudarte a conectar con el poder de la palabra y cultivar tu amor propio:

1. **Enfoque interior**: Dónde reside mi atención.

2. **Descubro mi Poder Interior**: Un Viaje de Autoafirmación y Amor propio.

3. **Autoaceptación**: Abrazo mi cuerpo con amor y gratitud.

Nota a tomar en cuenta:

- Tus Sentimientos, entornos y/o personas positivas: Elevan tu vibración.

- Tus Sentimientos, entornos y/o personas negativas: Bajan tu vibración.

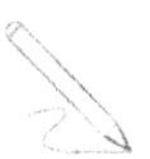

Ejercicio 1. Enfoque interior: Dónde reside mi atención

① ¿Cómo me dirijo a mí misma (tono) y con qué palabras lo hago?

____

____

____

② ¿Mi pensamiento transcurre más tiempo en el HUBIERA (pensamientos del pasado), o en el Y SI… (pensamientos del futuro)? ¿Qué factores influyen para que así sea?

____

____

____

____

3 ¿Estoy sintonizando con la voz de mi corazón para reconectar con el presente, o estoy evitándola? Y en caso de evitarla, ¿cuál es la razón detrás de ello?

4 En escala del 1 al 10, donde 1 representa el mínimo y 10 el máximo, ¿Cuál es mi nivel de ansiedad? ¿Por qué?

(5) En escala del 1 al 10, donde 1 representa el mínimo y 10 el máximo, ¿Me da miedo reconocer y aceptar quién soy? ¿Qué factores influyen en esa calificación?

____

____

____

____

____

(6) Siendo completamente sincera conmigo misma, ¿Soy capaz de identificar el tipo de personas con las que me relaciono actualmente? ¿Éstas son las que deseo atraer a mi vida como parte de mi bienestar integral?

____

____

____

____

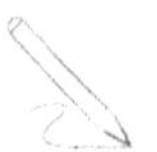

Ejercicio 2. Descubro mi Poder Interior: Un Viaje de Autoafirmación y Amor propio

Instrucciones

Escribe todo lo que a ti te hace sentir especial y maravillosa: cualidades, atributos, fortalezas, habilidades, talentos, etc. Te reto a que te atrevas a romper tus barreras de creencias limitantes, y a evitar la obviedad.

En la página siguiente encontrarás una plantilla para realizar tu lista. Recórtala y pégala en un lugar visible para que diario te recuerdes quién eres, y conforme pasen los días, agregues más.

Yo Soy:

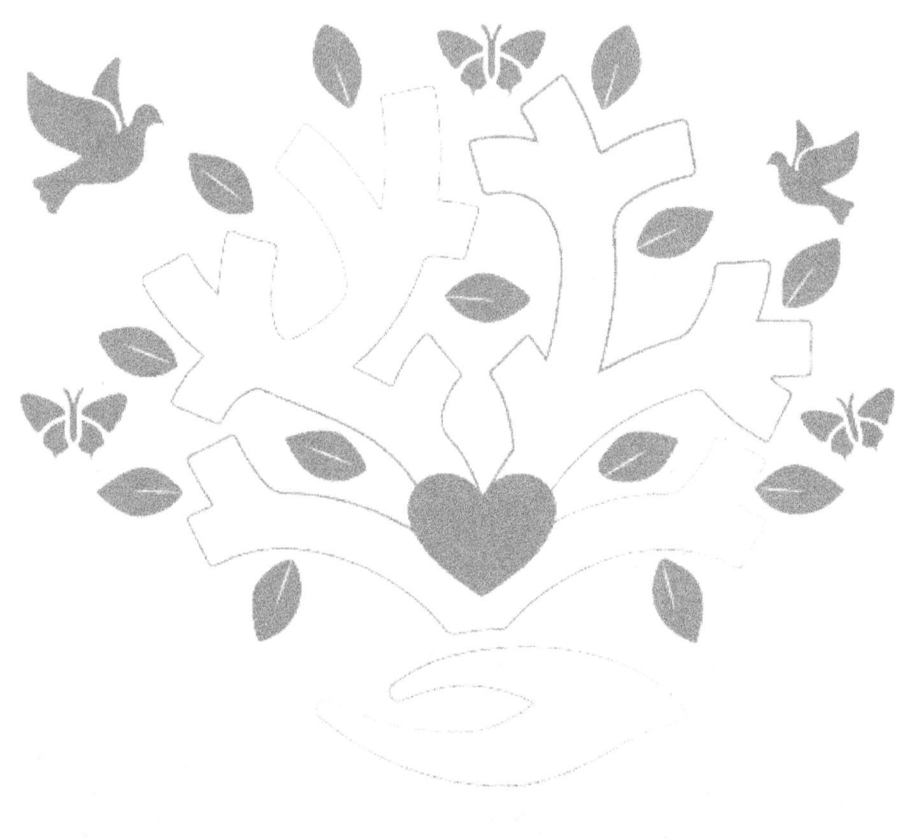

Yo Soy:

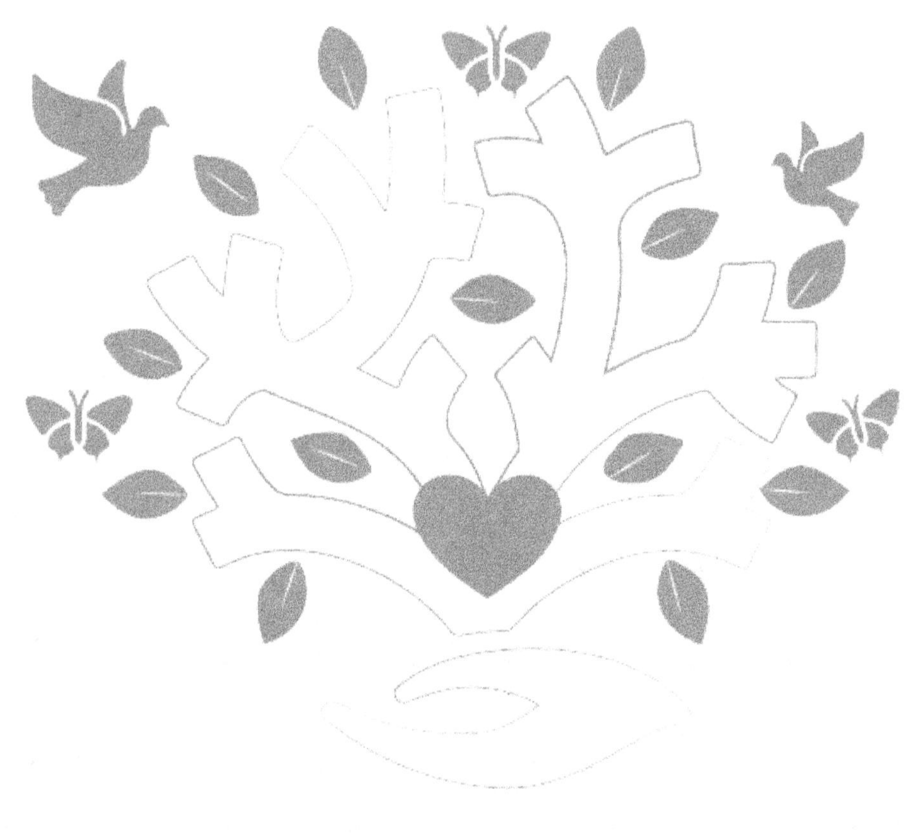

Yo Soy:

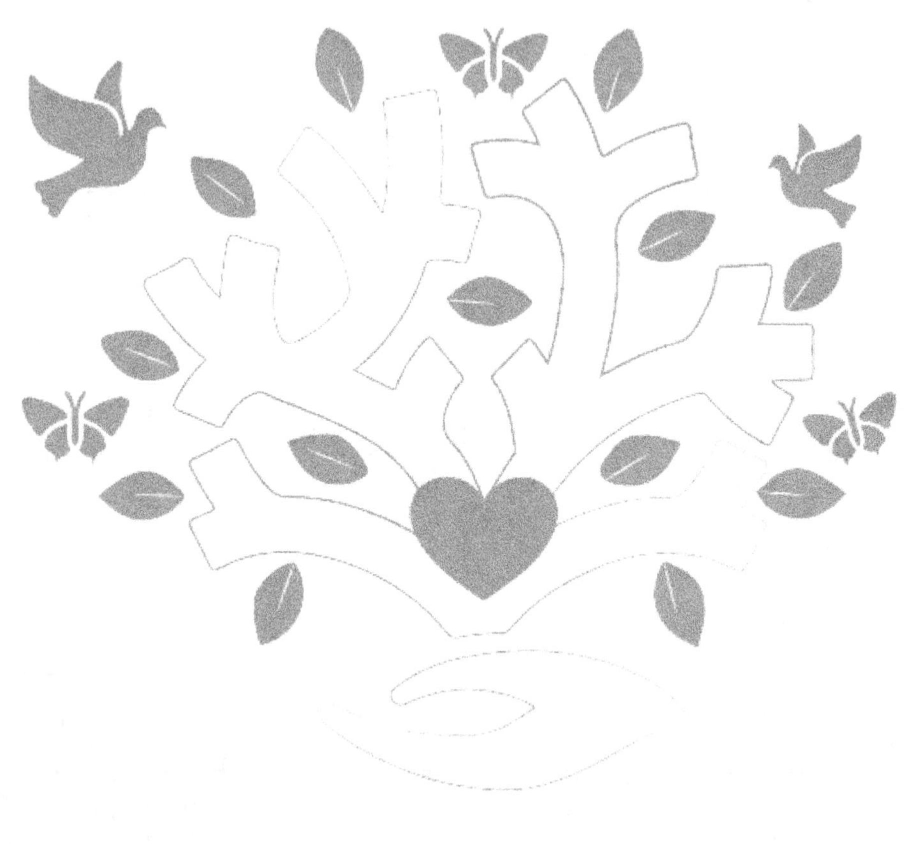

Yo Soy:

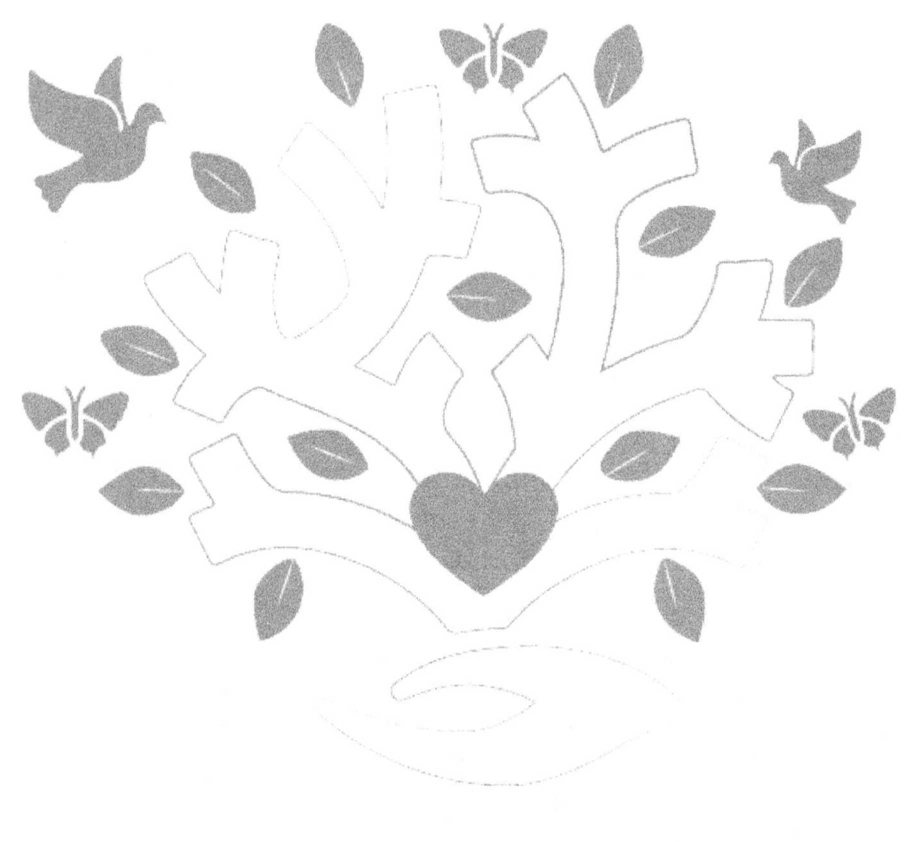

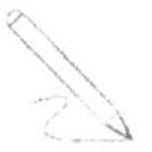

Ejercicio 3. Autoaceptación: Abrazo mi cuerpo con amor y gratitud

Objetivo

Fomentar la aceptación y reconciliación gradual con tu cuerpo físico. A medida que continúes practicándolo, notarás que tu relación mente-corazón se verá beneficiada, permitiéndote fluir con una mayor energía positiva.

Instrucciones

Fase 1

- Realiza el ejercicio frente a un espejo de cuerpo completo.

- Te sugiero realizar tres inhalaciones profundas con los ojos cerrados; tu mente se relaja para fluir con atención plena.

- Abre tus ojos y observa cada una de las partes de tu cuerpo sin juzgarte.

- Ahora en voz alta, agradece a cada una de las partes de tu cuerpo; aunque haya algunas que no sean tus favoritas, encuentra su lado positivo. Por ejemplo: *"Gracias nariz, porque me permites identificar los olores y aromas."*

- Cuando termines esta fase, tómate una pausa, inhala y exhala.

Fase 2

- Ahora es momento de pedirle perdón a esas partes del cuerpo que no te gustan y criticas. Por ejemplo: *"Querida nariz, te pido perdón por todo el tiempo que te he criticado. Estoy agradecida porque puedo respirar e identificar los aromas que disfruto, y por todo lo que me has permitido vivir, sentir y aprender. Me comprometo a aceparte cada día más."*

- Si consideras que la práctica te resulta muy retadora, tente paciencia, no te juzgues, respira. Si requieres llorar o detenerte, hazlo. Celebra y agradece por lo logrado, y continúa al día siguiente. Lo más importante es que te brindes la oportunidad de reconciliarte con tu cuerpo.

- Escribe en tu Diario (formato incluido en la sección de anexo) cómo te sentiste y qué descubriste de ti.

Capítulo 4

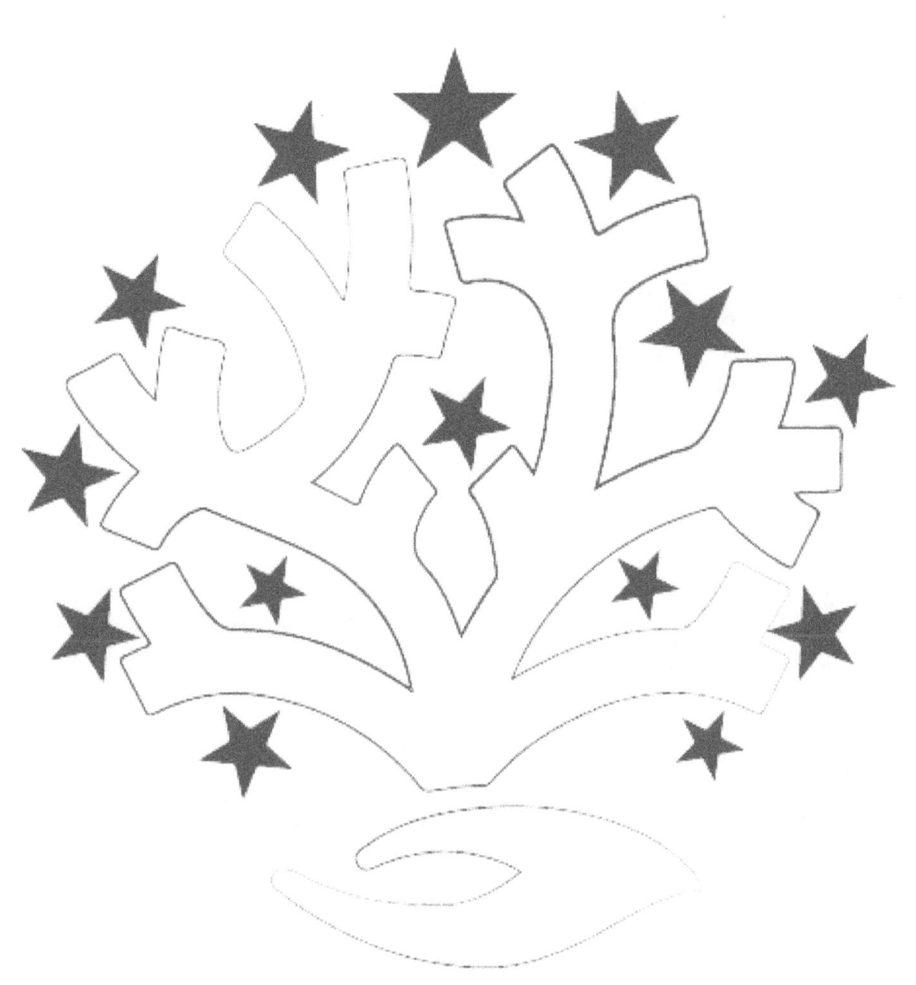

Una noche a la vez, cuidando tu bienestar

*"La noche es la mitad de la
vida y la mejor mitad"*

- Goethe

Cuando estaba en mis veintes, consideraba que dormir era una actividad propia de las personas de la tercera edad. Ilusa yo, también creía que era algo muy aburrido, o de plano una actividad para cuando de plano no había nada mejor que hacer. Pensar en tomar una siesta se me hacía impensable; la vida latía a mil por hora y el mundo debía comerse como un gran pastel. Recuerdo en esos tiempos que, en la oficina, había una compañera que con gran determinación declaraba "dormir es salud, y aunque usted no lo crea, hasta bajas de peso". Yo sonreía y asentía con la cabeza, aunque estuviera en desacuerdo.

Al poco tiempo y por azares de la salud, me tocó visitar al Neurólogo, que además de ser uno de los mejores de

México, le fascinaba compartir su conocimiento. Después de una hora de consulta y una cátedra de la importancia del sueño, me dijo: "Tatiana, tu desorden precisamente se trata por falta de sueño, exceso de trabajo y estrés crónico". La triada perfecta para darle la bienvenida a un futuro poco prometedor. Me aboqué al tratamiento, establecí una rutina de sueño, y reduje las horas de trabajo, entre otras medidas. Para cuando llegaron los 30's mi desarrollo profesional estaba en escalada. Yo creyendo que porque aún estaba joven y ya había cumplido con esos hábitos, pensé que me podía dar el lujo de estresarme al 1000%, y dormir 5 horas máximo, de nuevo. ¿Qué podría ser más importante que mi desarrollo profesional exitoso?

El sueño desempeña un papel fundamental en el mantenimiento de la salud y el bienestar, sobre todo entre las mujeres, debido al desarrollo biológico y hormonal que experimentan a lo largo de su vida, por ejemplo, en la producción y equilibrio de hormonas como el estrógeno y la progesterona. En cambio, un sueño insuficiente puede conducir a cambios en el estado de ánimo, irregularidades menstruales, intensos síndromes premenstruales y/o una menopausia que se viva como una pesadilla.

Dormir no es un lujo, mucho menos vanidad. Es una actividad fisiológica reparadora que hasta hace apenas unos años aprendí a apreciar, amar y respetar.

El Dr. Mario Alonso Puig, escritor español, cada vez que tiene oportunidad en sus diversas conferencias, hace énfasis en la importancia que representa dormir bien y reparadoramente. Comparte que lo conveniente es **dormir mínimo siete horas**, ya que durante ese proceso ocurren funciones maravillosas dentro de tu cuerpo, como:

- **El sistema glinfático se abre mientras duermes** y funciona como un sistema de limpieza, eliminado toxinas del cerebro cuya acumulación podrían ser generadores de enfermedades degenerativas como Parkinson o Alzheimer.

- **Se genera melatonina**, la hormona clave del sueño, cuyo pico se produce entre las 11pm y las 3 am, y evita que haya mutaciones cancerígenas, favoreciendo la reducción de tus niveles de estrés, ansiedad y depresión.

- **Tu sistema cardiovascular se beneficia**, regulando la presión arterial y reduciendo el riesgo de enfermedades cardíacas.

- **Tu peso, en efecto, podría verse afectado**. Lo que decía mi amiga resultó de cierta forma veraz: Sí está relacionado con el control del peso, aunque usted no lo crea. La privación crónica de sueño, a través de diferentes investigaciones, se ha asociado con un mayor riesgo de desarrollar obesidad y trastornos metabólicos en las mujeres. Esto debido a que las hormonas relacionadas con el apetito y el metabolismo se ven afectadas, llevando a un incremento en la ingesta de alimentos, y como resultado, mayor dificultad para perder esos kilitos de más.

— **El sueño insuficiente o de mala calidad, puede afectar tu salud mental**. Abre la puerta a trastornos de ansiedad y emocionales, debido a una alteración de los niveles de neurotransmisores que influyen en tu estado de ánimo, como la serotonina. La revista inglesa Sleep de la Universidad de Oxford, publicó un estudio donde encontró que las mujeres que duermen menos de seis horas tienen un mayor riesgo de desarrollar depresión, versus las que duermen de siete a ocho horas.

Las funciones de depuración y restauración celular que tu cuerpo realiza durante este periodo de descanso son fundamentales para tu buena salud física, mental y emocional.

Te invito a realizar los cambios necesarios en conciencia, y no cuando "ya no te quede de otra". Yo aprendí a la mala, fui cliente distinguida del hospital por una semana, así como de varios especialistas casi por un año, con más de tres meses en casa de pausa obligada. Sé que cambiar hábitos resulta retador, y te confieso que en ocasiones me resbalo y soy negligente. La diferencia, es que hoy soy consciente, y cada día que transcurre aprendo a respetar, amar y cuidar de mi cuerpo. Ésta es una de las grandes enseñanzas de autocuidado que mi papá me dejó antes de partir al plano espiritual.

A continuación, te comparto algunos **Consejos prácticos y aromáticos para establecer una rutina nocturna y promover un sueño más reparador.**

Adiós a los Estimulantes

— Evita tomar siestas largas o cercanas a la hora de dormir, ya que pueden afectar la calidad del sueño nocturno. Si eres de los afortunados, toma tu siesta de 20 minutos a media tarde, aproximadamente a las 3 pm.

— Limita el consumo de cafeína y alcohol, de preferencia, a partir de las 5 pm.

— Evita comidas pesadas, picantes o ricas en grasas antes de acostarte, ya que pueden causar malestar digestivo y dificultar el sueño. Eso de dormir sentada porque la acidez se apoderó de mí, no es lo mío.

- Limita la ingesta de líquidos antes de dormir para evitar interrupciones frecuentes para ir al baño.

- Evita ver, escuchar, o leer contenido que altere tu sistema nervioso (por ejemplo: noticias, temas bélicos o de horror, entre otros) que perturben tu tranquilidad. Procura que el contenido sea reconfortante para el alma. A mí me gusta mucho escuchar música relajante de frecuencias como 432 Hz o 528 Hz; me ayudan a relajarme y conciliar el sueño.

- Evita discusiones o situaciones estresantes antes de dormir.

Aplica la regla 3-2-1

- 3 horas antes de dormir: No ingieras ningún alimento, ni fumes, ni bebas alcohol

- 2 horas antes: Evita realizar actividades del trabajo, responder correos electrónicos, revisar pendientes, etcétera.

- 1 hora antes: NO pantallas azules (móvil, tablet, computadora). Puesto que sé que amas tu producción de melatonina, no le cortes la inspiración mientras trabaja a favor de tu bienestar.

- Activa alertas en tus dispositivos con respecto a horarios de descanso, dormir, y despertar, así como la alerta que cambia la luz de tu pantalla. En lo particular, me facilitan estar en línea como mi autocuidado.

Experimenta con Aromaterapia

- Es una gran herramienta para promover el sueño, debido a sus efectos terapéuticos que contribuyen a armonizar al cuerpo para su restauración. El uso consistente de ciertos aceites esenciales en el contexto del sueño facilita y condiciona crear una relación positiva entre el aroma y el momento de descanso. Al inhalarlos, los receptores olfativos envían señales al cerebro, específicamente a la amígdala y al sistema límbico, que están asociados con la emoción y la memoria. Esto desencadena una respuesta agradable de relajación y calma, preparando el cuerpo y mente para el sueño.

Formatos sugeridos para disfrutar de los beneficios de la Aromaterapia

– <u>Difusor eléctrico de AE</u>: Uno de los formatos más comunes y populares. Funciona dispersando pequeñas partículas del AE en el aire, lo que permite que se inhalen fácilmente. Si adquieres uno con temporizador será muy conveniente, ya que lo puedes programar (máximo 40 minutos). En caso contrario, mientras te preparas lo tienes prendido y antes de acostarte lo apagas.

– <u>Masaje corporal relajante</u>: Diluye cinco gotas de AE de Rosas o Franquincienso en 30 ml de aceite vehicular de Jojoba o fraccionado de Coco, y procede a masajear suavemente tu cuerpo. Es un momento de *apapacho*, y si lo compartes con tu pareja, también será muy disfrutable. Además de relajar tus músculos, te permitirá disfrutar de los beneficios terapéuticos de los aceites esenciales durante la noche.

– <u>Almohadillas aromáticas</u>: De mis formatos favoritos. Estas bolsitas de tela rellenas de hierbas secas e impregnadas de aceites esenciales como Lavanda, Menta o Manzanilla romana, son una verdadera delicia. La puedes situar debajo o a un lado de la almohada. Otra forma es colocarla sobre tu frente unos minutos; te facilitará disfrutar, además de su aroma, de sus maravillosos beneficios restauradores.

— <u>Baño de aromaterapia</u>: Agrega unas gotas de aceite esencial de Eucalipto, Vainilla, u otros, a tu baño caliente. Los AE se dispersarán en el agua y crearán una experiencia relajante y calmante mientras te sumerges, como si estuvieras en el vapor. Los baños de aromaterapia son especialmente útiles para relajar el cuerpo y prepararlo para el descanso, ya que el calor del agua también ayuda a liberar la tensión muscular.

— <u>Spray para almohada y ropa de cama</u>: El que más utilizo. Esta técnica te apoya a crear un ambiente propicio para el sueño y mejora la calidad del descanso. Puedes adquirir una fórmula aromática de tu tienda favorita naturista o en mi tienda en línea *HarmonyMeShop*. También puedes preparar tu propia mezcla, agregando en un envase de 60 ml con rociador, agua destilada y 10 gotas de tu aceite esencial favorito que cuente con propiedades relajantes, sedantes y/o calmantes. Rocía ligeramente tu ropa de cama y pijama antes de dormir, y disfruta de la experiencia aromática.

Sugerencia aromática

AE con efectos calmantes y/o sedantes	Aceites esenciales que regulan el estado de ánimo
– Lavanda – Manzanilla romana – Vetiver (Entre otros)	Facilitan un sueño más profundo y reparador. Contribuyen a reducir la ansiedad, el estrés y la agitación mental, creando un ambiente propicio para el descanso.
– Bergamota – Mandarina – Melissa – Ylang-ylang	Equilibran el estado de ánimo, contrarrestando síntomas de depresión, miedo y ansiedad. Favorecen un ambiente tranquilo, positivo y alegre que facilita una mejor calidad de sueño.

¡Visita mi tienda HarmonyMeShop!

https://tr.ee/E7DPNeDNgN

Crea un entorno propicio para el descanso

- Considera tomar un baño caliente; propicia la relajación.

- Mantén tu habitación oscura, fresca y silenciosa.

- Asegúrate de que tu pijama (en caso de que uses), colchón y almohada sean cómodos y adecuados para tus necesidades. Si es necesario que pruebes varias almohadas hasta encontrar la ideal, hazlo, tu cuerpo te lo agradecerá. Es una gran inversión.

- Utiliza cortinas opacas o antifaz para bloquear la luz exterior. Las puedes adquirir en tiendas en línea, para tu comodidad, y son realmente fabulosas.

- Considera el uso de tapones para los oídos y/o música ambiental de la naturaleza o de alta vibración, para reducir el ruido o conciliar el sueño. Debido a que tengo el sueño muy ligero, éste es uno de mis puntos clave y me funciona gratamente.

Rutina básica de sueño

1 Antes de acostarte, deja todo preparado para el día siguiente: Ropa, lonche, bolso, entre otros.

Evitarás retrasos al día siguiente y mantendrás niveles de estrés bajos.

2 Elige la misma hora todos los días que te permita obtener suficientes horas de sueño (generalmente de 7 a 9 horas para adultos).

3 Aplica la regla 3-2-1.

4 Revisa tu entorno para dormir.

5 Hazle saber a tu cuerpo que es momento para dormir y descansar. Es la forma en que tu cerebro recibe la señal y se prepara para hacer lo propio.

6 Realiza estiramientos suaves y/o de relajación muscular progresiva, que consisten en tensar y relajar cada grupo muscular del cuerpo, empezando por los pies y subiendo gradualmente hacia la cabeza.

7 Experimenta con aromaterapia: Baño caliente, difusor, rociar tu ropa de cama y/o pijama, etc.

8 Dedica unos minutos a la meditación guiada, enfocándote en la respiración, y liberando el estrés y las preocupaciones.

9 Agradece tres momentos, y a tu cuerpo por el apoyo que te brindó durante el día.

10 Sé constante, paciente y compasiva contigo. Realizar el cambio de hábitos te llevará tiempo, no te desesperes. **¡Tú puedes!**

 # Práctica de Rutina Sueño

El siguiente ejercicio busca apoyarte a evaluar tu rutina de sueño y calidad de descanso, con la intención de que identifiques las áreas que puedes mejorar para lograr un sueño reparador que contribuya aún más a tu bienestar.

Instrucciones

Selecciona tu respuesta, y ya que termines, suma tu puntaje total. El puntaje máximo posible es 27; cuanto mayor sea el puntaje, mejor será la efectividad de tu rutina de sueño, y calidad del descanso.

Te invito a que seas honesta contigo misma.

 A qué hora te acuestas y te levantas de manera regular?

    a) Siempre a la misma hora: 3 puntos

    b) Casi siempre a la misma hora: 2 puntos

    c) A veces a la misma hora: 1 punto

    d) No tengo una hora fija para dormir y despertar: 0 puntos

② ¿Cuántas horas de sueño obtienes en promedio cada noche?

   a) 7-9 horas: 3 puntos

   b) 6-7 horas: 2 puntos

   c) Menos de 6 horas: 1 punto

   d) Varía mucho, dependiendo del día: 0 puntos

③ ¿Tienes dificultades para conciliar el sueño?

   a) Rara vez: 3 puntos

   b) Algunas veces a la semana: 2 puntos

   c) La mayoría de las noches: 1 punto

   d) Siempre: 0 puntos

④ ¿Te despiertas durante la noche y tienes dificultades para volver a dormir?

   a) Rara vez: 3 puntos

   b) Algunas veces a la semana: 2 puntos

   c) La mayoría de las noches: 1 punto

   d) Siempre: 0 puntos

5. ¿Sigues una rutina de relajación antes de acostarte, como tomar un baño caliente, leer, meditar, entre otras?

- a) Siempre: 3 puntos

- b) La mayoría de las noches: 2 puntos

- c) De vez en cuando: 1 punto

- d) Nunca: 0 puntos

6. ¿Consumes bebidas con cafeína o estimulantes por la tarde o noche?

- a) Nunca: 3 puntos

- b) Rara vez: 2 puntos

- c) A veces: 1 punto

- d) Con frecuencia: 0 puntos

7. ¿Cómo te sientes al despertar por la mañana?

- a) Descansada y revitalizada: 3 puntos

- b) Cansada pero funcional: 2 puntos

- c) Fatigada y lenta: 1 punto

- d) Muy cansada, apenas puedo levantarme: 0 puntos

8) ¿Utilizas dispositivos electrónicos (teléfono, computadora, tablet) antes de acostarte?

   a) Sí: 0 puntos

   b) No: 2 puntos

   c) Esporádicamente: 1 punto

9) ¿Has probado técnicas de aromaterapia o aceites esenciales para promover el sueño?

   a) Sí: 3 puntos

   b) No: 0 puntos

   c) Esporádicamente: 2 puntos

Resultados

Aquí están los rangos aproximados para interpretar los resultados:

- Puntuación entre 22 y 27: Excelente calidad de sueño y descanso.

- Puntuación entre 16 y 21: Buena calidad de sueño y descanso.

- Puntuación entre 10 y 15: Calidad de sueño y descanso moderada.

- Puntuación menor de 10: Puede ser necesario mejorar tu rutina de sueño y descanso.

Recuerda que este método de evaluación es solo una guía, y no reemplaza la consulta con un profesional de la salud en caso de tener problemas persistentes de sueño o descanso.

¡Deseo que este ejercicio, como las recomendaciones compartidas, te ayuden a mejorar tu rutina de sueño y a disfrutar de mayor bienestar!

Capítulo 5

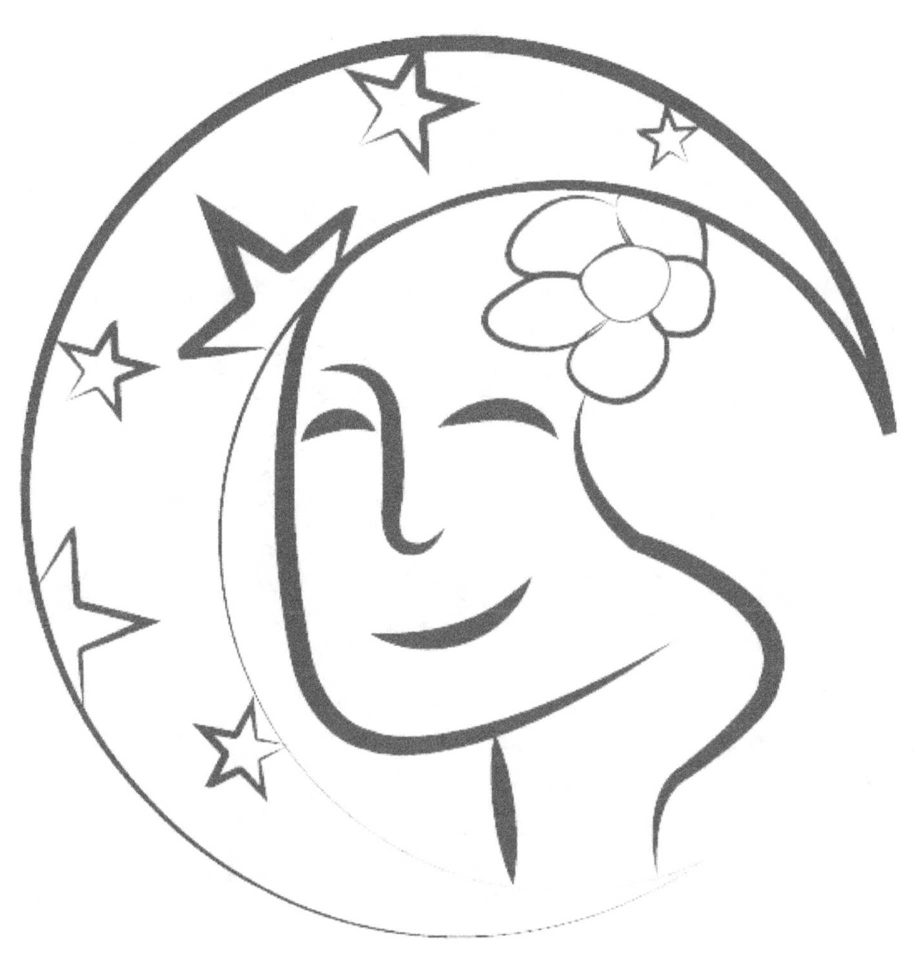

La Luna, tu aliada divina femenina

Desde pequeña, la Luna es uno de esos elementos de la naturaleza que me fascina, sin importar si es Luna nueva, creciente, llena o menguante; sé que cuento con ella noche a noche. Recuerdo que podía pasarme un buen rato pegada a la ventana o sentada en el patio, observándola y/o contándole lo sucedido en mi día, mis sueños y mis deseos. De ser sincera, todavía lo hago en ocasiones. Su energía me resulta mágica, mística, poderosa, bella y transformadora.

Detrás de la Luna se esconden múltiples historias, mitos y realidades. Algunos muy simpáticos como el mito de que la Luna influye en la locura de las personas, o la leyenda Azteca del conejo que habita en la cara de la Luna, o que este satélite es la representación de la energía y divinidad femenina (mi concepto favorito), o que la llamamos Luna gracias a las múltiples compilaciones y estudios realizado por la astrónoma Mary Adela Blagg.

Sin lugar a duda, la Luna y sus diferentes fases te abren una ventana de posibilidades para aprovechar su energía, y la oportunidad de integrarla a tu vida de forma intencionada. Mucho de esto se lo debemos a la comunidad científica, gracias a los múltiples estudios que por cientos de años se han realizado sobre su influencia en la naturaleza, y el comportamiento no sólo vegetal, sino animal y humano. Por mencionarte algunos ejemplos, en el 2017 los doctores Michael Rosbash, Jeffrey C. Hall y Michael W. Young, recibieron el premio Nobel de Medicina por descubrir los mecanismos celulares que regulan el ritmo circadiano, es decir, cómo las células de animales, plantas y seres humanos adaptan su ritmo biológico para que esté en sincronía con la rotación de la Tierra. Por otro lado, otro estudio del Hospital de Psiquiatría de la Universidad de Basilea, en Suiza, demostró que tanto tú como yo, durante la fase de la Luna llena, dormimos hasta 20 minutos menos, la producción de la hormona melatonina baja, y además tardamos más en conciliar el sueño.

Cada fase lunar tiene su propia energía y magia, al igual que tú. Cada ciclo lunar dura entre 28 y 29 días, periodo donde transcurren ocho fases lunares que resumiré en las cuatro más comunes:

- **Nueva**: es cuando la noche aparece más oscura; tú no la ves, pero definitivamente ahí está.

- **Creciente**: sucede después de la Luna nueva. La aprecias en el firmamento como si tuviera la forma de la uña de la mano, que conforme van transcurriendo los días crece poco a poco, y se observa cada vez más la parte brillante que la oscura.

- **Llena**: aparece completa en el cielo, iluminando la noche con todo su esplendor.

- **Menguante**: son los días donde empieza a disminuir su presencia en el firmamento, y la aprecias como va cambiando de redonda, a una mitad, luego a un cuarto, hasta que pareciera que desaparece para dar paso a la Luna nueva y empezar de nuevo con el ciclo.

Magia en cada fase lunar

En las siguientes líneas te comparto perfiles prácticos de cada fase, a fin de que te apoye a reconectar con tu esencia femenina y renovar tu ser.

Luna Nueva,
Sembrando tus semillas de conocimiento
y renovación interior

Es el momento donde la Luna inicia su ciclo, y por ende, se dice que tanto tú como yo iniciamos el nuestro, aunque no necesariamente tiene que coincidir.

¿Te acuerdas de que te he comentado que somos como un árbol?

Bueno, esta fase nos los recuerda, debido a que se cree que por estar en su fase más oscura, es como si la tierra estuviera lista para recibir nuevas semillas, ya que la energía que se percibe es de quietud, serenidad, reflexión y nuevos comienzos.

¿Cómo puedes aprovechar la Luna nueva?

Conecta con tu intuición a través de la meditación o la oración en tu espacio de silencio. Permítete visualizar, manifestar y establecer intenciones claras (semillas) que resuenen con tu propósito, con tus sueños y con tus aspiraciones, para gozar de una vida con mayor plenitud y gozo. Asimismo, es un gran momento para sentir y observar tus emociones, muy importante, sin juicio.

Aprovecha la oscuridad y la tranquilidad que conlleva esta fase para cultivar la introspección y el amor propio, y encender la llama de la renovación emocional, física y energética.

 **Recomendaciones aromáticas y prácticas:**

- Con la intención de conectar con la energía de renovación, puedes utilizar aceites esenciales provenientes de semillas, rizomas o resinas, como la semilla de Cilantro, Hinojo dulce, Jengibre o Mirra, por mencionar algunos. Dichos aceites contribuirán a que tus prácticas de limpieza emocional y energética, así como de manifestación, se potencialicen. En caso de no contar con un difusor, enciende una vela o incienso de los aromas mencionados anteriormente, o el que te resuene.

- Siembra tus intenciones, manifestando a través de la escritura. Escribe tu lista en presente, como si ya las estuvieras viviendo. Recuerda que los sueños se realizan, primero visualizándolos, y luego viviendo el proceso en acción.

- Realiza ayuno y detox.

- Limpia y carga tus cristales.

- Libera y ordena tus espacios.

- Escucha y proporciona a tus cuerpos lo que necesitan.

- Practica la gratitud, es un ejercicio que llena al alma de gozo.

Luna Creciente,
Florecimiento en aumento

Al igual que la Luna va tomando forma y va creciendo poco a poco, también su energía. Una de las cosas que más me gusta de esta Luna, es apreciar como ilumina el mar con su brillo y acompaña mi camino mientras manejo a casa en la carretera escénica Tijuana-Ensenada. Es un espectáculo natural que te invito a disfrutar cuando andes por estos lares.

La Luna creciente sirve para enfocar tu energía creativa al desarrollo y a la acción. Así como los árboles buscan la luz del sol como parte de su crecimiento, en ti se refleja como el momento de explorar tu ser, reconocer dónde estás parada, con qué recursos y habilidades cuentas, y determinar qué aspectos de ti misma deseas sembrar y/o impulsar, con el propósito de labrar el camino de tu crecimiento y expansión.

¿Cómo puedes aprovechar la Luna Creciente?

De acuerdo con su energía, la vitalidad de las plantas como de los seres humanos aumenta. Es una invitación a cuidar de tu cuerpo y tu espíritu en movimiento, es decir, a nutrirse balanceadamente, a realizar caminatas meditativas a la luz de la Luna.

Practica asanas de yoga que te faciliten estar en sincronía con tu aliento vital y que conlleven a la armonización de cada uno de tus cuerpos o dimensiones.

 **Recomendaciones aromáticas y prácticas:**

— Consiéntete con un baño aromático con sales y aceites esenciales frescos, revitalizantes y vigorizantes como Limón, Toronja rosa, Té verde, Menta o Eucalipto. Será una experiencia muy agradable no sólo para tu sentido del olfato, sino un gran momento para abrazar llena de luz cada una de las áreas de tu vida en crecimiento. Por otro lado, tu chakra del Plexo solar te lo agradecerá; estarás fortaleciendo tu fuerza de voluntad, confianza, autoestima, y poder interior.

— Realiza tu plan de acción con respecto a tu lista de intenciones. Recuerda aplicar la metodología SMART, que nos enseña que las metas que te propongas, ya sean para tu empresa o tu vida personal, sean específicas, medibles, alcanzables, relevantes y dentro de un tiempo establecido, ya que lo que menos deseo, es que te frustres.

— Conecta con la naturaleza. Camina por la playa, el parque; abraza un árbol. Deja que la energía de la naturaleza te complemente.

— Si estás pensando en cortarte el cabello, podría ser buen momento.

Luna Llena,
Ilumina tu oscuridad y expande tu luz

Mi fase favorita.

Me encanta observar cómo ese gran círculo aparece detrás de los cerros, ascendiendo poco a poco, hasta llegar a su máximo brillo, que inunda de magia a todo el firmamento.

En esta fase se producen cambios biológicos significativos. Las mareas suben y de acuerdo con la creencia popular, tu sistema nervioso podría verse un poquito más alterado de lo normal pues las emociones podrían estar en su punto más alto. Su energía se dice que es reveladora, ya que al estar una de sus caras en oscuridad y la otra iluminada, facilita que pongas tu mirada hacia dentro con total honestidad, para explorar tus verdades internas con valentía y compasión.

¿Cómo puedes aprovechar la Luna llena?

La meditación y/o practicar un momento de silencio y paz interior a fin de hacerte preguntas clave. Por ejemplo:

— ¿Qué aspectos de ti requieren de más amor y aceptación?

- ¿Qué consideras importante cambiar de ti misma?

- ¿Qué te hace sentir plena y auténtica?

- ¿Qué creencias limitantes deseas liberar para fluir?

… entre otras.

Lo significativo de esta fase, es la oportunidad que te brinda el universo de ser más sensible y consciente, y por otro lado, es un gran momento de honrar tus logros, de agradecer las bendiciones, y de conectar con el gozo y la plenitud. Es momento de expresar y manifestar creativamente amor hacia a ti, y aquellos que te rodean.

 **Recomendaciones aromáticas y prácticas:**

- Para crear un ambiente que te facilite conectar con la energía divina femenina de la Luna, agrega a tu baño aromático o difusor, gotitas de aceites esenciales extraídos de flores, por ejemplo: Rosa, Jazmín, Ylang ylang, Salvia esclarea, Neroli, entre otros. Los AE de flores, te recuerdo, estimulan el chakra Corazón permitiendo que se desbloquee, armonizando tu amor propio y poder femenino, con el propósito de que te sientas cómoda en tu propia piel para aceptarte, amarte, cuidarte, respetarte, ser tú, y sentirte libre de crear, comunicar y conectar con otros de forma significativa.

- Te sugiero escribir una carta de agradecimiento, en primera, a ti misma, celebrando cada paso de tu florecimiento, y en segunda, a las personas que han tocado tu vida, agradeciendo las experiencias y lecciones que aprendiste de ellas.

- Limpia tus cristales y exponlos a la luz de Luna para que se recarguen.

- Limpia y ordena tus espacios.

- Conecta y aprecia a la naturaleza. Desde una caminata por el parque o por la playa, un día de senderismo, una visita al jardín botánico de tu ciudad, etc. Haz algo que te apoye a limpiar y a regenerar tu energía a través del contacto con la naturaleza.

Luna Menguante,
Me libero, me sano, me preparo y cierro el ciclo

Sucede al concluir la fase de la Luna llena. Su parte luminosa comienza a menguar o a reducir su brillo, cambiando de apariencia ahora en su fase decreciente o Luna vieja. Se dice que nos enseña a liberarnos y a soltar las cargas emocionales para prepararnos para un nuevo ciclo de crecimiento. Por otro lado, para algunos agricultores que utilizan el calendario lunar biodinámico, es un momento de siembra de ciertas plantas.

¿Cómo puedes aprovechar la Luna menguante?

Son los días ideales para hacer una pausa, y evaluar con amor y compasión con qué te quedas a nivel de tus valores, habilidades, cualidades, fortalezas, sueños, personas, actitudes, acciones, creencias, situaciones, patrones, y recursos, y qué estás dispuesta a soltar, sobre todo emocionalmente, con el objetivo de prepararte para cerrar e iniciar un nuevo ciclo de crecimiento.

Conforme La luna reduce su luz, tú, al mismo tiempo, te liberas de lo ya que no te sirve, creando espacio, energéticamente hablando, para que nuevas oportunidades lleguen a tu vida.

Recomendaciones aromáticas y prácticas:

- Los aceites esenciales que podrías utilizar para procesos de liberación y sanación son los extraídos de resinas, maderas o flores, por ejemplo: Franquincienso, Cedro o Siempre viva, por mencionar algunos. Sus propiedades para estados emocionales preparan el corazón para sanar las heridas del alma, liberar la negatividad y el estancamiento, recobrar la fortaleza y la confianza, conectar con tu Yo superior para reconectar con tu poder interior.

- En caso de no contar con estos aceites, recuerda que puedes encender una vela o incienso con estos aromas.

- Escribe una carta de todo aquello que deseas liberar. Sé honesta, compasiva y amorosa contigo. Si durante el proceso deseas llorar, gritar, salir a correr, te da diarrea, o te duele la cabeza, acéptalo; tus emociones se manifestarán físicamente, no las sabotees. Después de que termines con la carta, rasga el papel en múltiples pedacitos, y siente como en cada rasgar te liberas. Luego junta todos los papelitos, quémalos en un lugar seguro, y agradece al universo por este regalo de liberación y sanación.

— Otra práctica es que, mientras te bañas, coloques unas gotitas en la esquina de tu regadera de cualquiera de los aceites antes mencionadas. Deja que el vapor los eleve, y ya cuando esté concentrado el aroma, te sumerges al agua. Conforme va cayendo y te vas enjabonando, visualiza desde el corazón aquello de lo que te estás limpiando. Ya que estés lista para remover el jabón, deja que el agua caiga sobre todo tu cuerpo y di: "El agua me limpia, me libera, me sana y me purifica". Al terminar, te sentirás en un estado de serenidad, ligera, y conectada a tu esencia. Te sugiero que si lo realizas durante el día, reposes por lo menos media hora, o en caso de hacerlo en la noche, te vayas a dormir inmediatamente; conciliarás un sueño muy reparador.

Cada fase lunar tiene su encanto, su energía y regalos. Para mí ha sido una oportunidad de explorar y aprender desde otra perspectiva mi universo de autoconocimiento. A medida que soy consciente de esta herramienta de autocuidado, me doy cuenta de que la magia reside en la intención que le pongo a mi conexión con la Luna y conmigo misma.

Te invito a sintonizarte con la energía divina y femenina de la Luna, que le abras tu corazón y que ella te apoye a descubrir, honrar, agradecer y celebrar cada semilla, podada y cosechada, que realices por este viaje del florecimiento.

Capítulo 6

I'm Essence, mi fórmula aromática de autocuidado femenino

"La naturaleza es mi medicina"

- Sara Mos

Partiendo de la premisa de que el ser humano es como un árbol, como te lo platiqué en la introducción, estas páginas tienen como propósito ser un apoyo para que vivas con mayor bienestar, una forma de honrarte a ti, y tu labor por amarte, cuidarte y respetarte.

Es por esto por lo que tanto esta Guía, como la fórmula aromática, llevan el nombre de **I'm Essence** o en español, *Yo Soy Esencia*.

En este capítulo te voy a compartir dos fórmulas aromáticas que sumarán a tu rutina de autocuidado:

1. *I'm Essence* elaborada por ti, por tu corazón y por tus intenciones. Sólo tienes que escanear el código QR y ver la masterclass en donde te compartiré el paso a paso para que aprendas a preparar tu fórmula aromática.

Masterclass Aromática

2. *I'm Essence* diseñada por una servidora. La puedes ordenar escaneando el código QR de mi tienda *HarmonyMe* y te llegará a la comodidad de tu casa.

Mi tienda aromática de bienestar

Ambas fórmulas están inspiradas en la técnica del *Árbol de los Aromas* de Salvador Battaglia, y buscan ser tu bálsamo de paz interior, tu herramienta de expansión, y tu armadura para enfrentar diversas situaciones con claridad y serenidad.

La única diferencia es que, para la que tu prepararás, los ingredientes son de fácil adquisición y seguros de manejar, por ser tu primera vez utilizando aceites esenciales.

La segunda, te comparto, es la primera fórmula que diseño con aceites esenciales (AE) de cada una de las partes del árbol: semillas, raíces, maderas, resinas, hojas, flores y frutos, y además, con la intención de ser una aliada para armonizar cada uno de tus centros energéticos o chakras, desde la Raíz o Base (*Muladhara*), Sacral (*Svadhisthana*), Plexo solar (*Manipura*), Corazón (*Anahata*), Garganta (*Vishuddha*), Tercer ojo (*Ajna*) y Coronilla (*Sahasrara*).

Me alegra mucho poder compartirla contigo, porque fue uno de esos *flashazos* mágicos que suceden después de una de esas conversaciones que te tocan el corazón y hacen vibrar todo tu ser, donde acepté mis dones y reconocí que, a través de la aromaterapia y las herramientas de autocuidado, no sólo me estaba sanando yo, sino que también era el puente para conectar contigo y sumar a tu bienestar físico, mental, emocional y espiritual.

Los aceites esenciales son regalos de la naturaleza que el universo ha puesto para que tú y yo nos beneficiemos de ellos. Es por esto, que los describo de la siguiente forma:

- Con los AE de **raíces** o **rizomas**, anclo mi cuerpo con la sabiduría de la Madre Tierra.

- Con los AE de **maderas**, fortalezco mi poder interior y valentía.

- Con los AE de **resinas**, sano las heridas del alma en mi camino de transformación.

- Con los AE de **hojas**, aprendo a fluir en libertad y a elegir el camino de mi alma.

- Con los de AE de **semillas** nutro mi espíritu y me desarrollo.

- Con los AE de **frutas** conecto con la alegría de la vida, la energía positiva y la creatividad estimulante.

- Con los AE de **flores**, prospero en el amor, y en la unidad con mi divino femenino y masculino.

Ahora, es momento de que conozcas tres cuestiones fundamentales a fin de que, independientemente del camino que elijas, te apropies de tu fórmula aromática; que sea parte de ti y de tu proceso.

¿Cuándo puedo usar I'm Essence?

La primera recomendación es que cada vez que la uses, primero realices un ejercicio de respiración consciente, es decir, inhala y exhala profundo, enfocando tu atención en tu respiración, con la intención de relajar tu mente y conectar con tu corazón.

Practica tu afirmación con toda atención e intención mientras usas tu fórmula.

Ejemplos de momentos de uso

- Cuando practiques tus afirmaciones o decretos.

- Cada vez que uses tu Guía, tu diario de agradecimiento o escribas.

- Después de bañarte para iniciar tu día.

- Cuando te dispongas a meditar, orar o visualizar tu día.

- Para potencializar tu poder femenino.

- Para estar en sincronía con tu amor propio, alegría y abundancia.

- Para confirmar la mujer sensual y bella que eres.

- Cuando salgas a caminar, trotar o hacer ejercicio.

- Para disponerte a crear, planear, organizar o implementar.

- Si deseas conectar con tu creatividad, claridad, enfoque y determinación. Por ejemplo, si estás desarrollando una presentación, vas a entrar a junta, a tomar una llamada importante, o a tomar una decisión.

- Para reconectar con tu intuición y ver desde los ojos del alma.

- Si te sientes abrumada, estresada, ansiosa, irritable, insegura o con miedo.

- Si te vas a enfrentar a una situación nueva y/o retadora.

- Cuando estés en el tráfico y requieras de un respiro.

- Si requieres de un descanso, un apapacho o un boost de energético.

Recomendaciones para tomar en cuenta

¿Cómo uso mi fórmula? (Uso externo)

- Mezcla suavemente el roll-on antes de usarlo.

- Respira profundo y aplica directamente en puntos de pulso, como sienes, detrás de los lóbulos del oído, nuca, cuello, timo, interior de muñecas, codos o rodillas. También puede aplicarse con un suave masaje sobre el vientre, a la altura de tu plexo solar, o cuando requieras un extra, pásalo por tu cabeza, espalda o planta de los pies con un suave masaje.

- Inhala y exhala, y conforme vas respirando, pon tu intención en la afirmación que desarrollaste.

- Recomendación de uso: 3 veces al día y duración estimada de 16 semanas.

Tu seguridad es primero

- Los aceites esenciales son exclusivamente de uso externo y tópico.

- Realiza primero una prueba de sensibilidad, colocando una pequeña cantidad de la fórmula en tu antebrazo para identificar si produce algún efecto alérgico. En caso de irritación, náusea o dolor de cabeza, suspende inmediatamente.

- No ingerir y evitar el contacto con los ojos.

- Mantener fuera del alcance de los niños y mascotas.

- Mantener lejos de toda fuente de calor y luz.

- Producto vegano y libre de crueldad animal.

- Consérvalo en un espacio fresco.

Capítulo 7

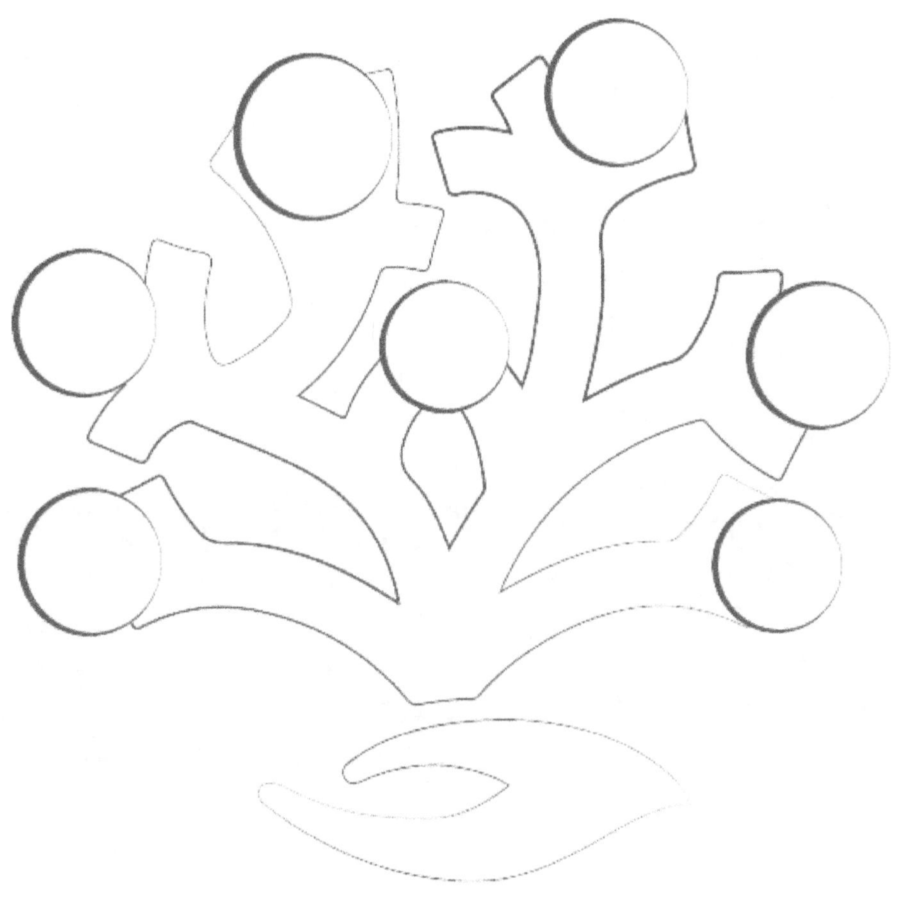

Aromaterapia segura, precauciones y medidas de seguridad para un uso responsable

En este apartado, me gustaría que pusieras especial atención, ya que mi intención es que aprendas a utilizar la aromaterapia a tu favor y trates de evitar riesgos a tu salud.

Recordemos que la aromaterapia es una práctica terapéutica que utiliza aceites esenciales con el fin de mejorar la salud, y el bienestar mental, emocional y físico. Aunque es generalmente segura, es importante saber que estamos hablando de compuestos químicos. Si bien son naturales, es elemental saber que algunos podrían ser tóxicos para tu cuerpo o irritantes para tu piel si no se emplean adecuadamente. Al final, lo que busco es que evites posibles efectos secundarios y prevenir lesiones. Si padeces de alguna condición médica, estás embarazada o lactando, o estás tomando algún medicamento, es primordial que consultes a un profesional de la salud antes de usar aceites esenciales.

Aquí algunas medidas de seguridad y consejos a tomar en cuenta para ejercer esta maravillosa práctica aromática, a partir de los estudios y recomendaciones realizados por Robert Tisserand, Investigador y Aromaterapeuta, y Rodney Young Phd.

¿Qué debo tomar en cuenta cuando compre un aceite esencial?

Antes de comprar tus aceites esenciales, investiga la marca de tu preferencia. Ingresa a su sitio web y revisa sus antecedentes, promesa de marca, país de origen, si cuenta con certificaciones de salud, cruelty free, orgánico, eco, entre otras.

Revisa también sus tipos de permisos, que sus procesos estén basados en prácticas sostenibles, así como que muestren los análisis de cromatografía de gases y/o las certificaciones de laboratorios de terceros que avalen que dichos análisis son veraces.

👁 ¿Cuáles son los elementos que debo buscar en la etiqueta?

1 ➤ Nombre común y nombre en latín; debe mencionar los dos nombres.

2 ➤ Sellos de certificaciones y/o institución que certifica que es un aceite esencial 100% natural.

3 ➤ Ingredientes.

4 ➤ Fecha de caducidad, fecha de lote y/o fecha de producción.

5 ➤ País de origen.

6 ➤ Método de extracción.

7 ➤ Usos sugeridos.

8 ➤ Medidas de seguridad o precauciones.

Si el aceite esencial no cubre con lo mencionado y además su precio es muy bajo, yo evitaría esa compra. Al adquirir un aceite esencial puro y de calidad, estarás protegiendo tu salud, ya que estará libre de aditivos o sustancias sintéticas que podrían ser perjudiciales para ti y tu entorno.

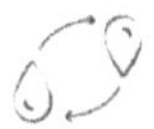 # Hablemos de Dilución

- Los aceites esenciales, como bien sabes, son el concentrado químico natural de la planta, y por ende, deben diluirse adecuadamente. Utiliza un aceite portador o vehicular vegetal como de aceite de almendras, jojoba, coco o semilla de uva; busca la textura y aroma que te haga sentir cómoda.

- Si usas los AE de manera directa, podrían irritar tu piel, causar una reacción alérgica, quemaduras y hasta toxicidad dérmica. Por favor, evítalo.

- Se recomienda utilizar una proporción de 2 a 3 gotas de aceite esencial por cada 10ml de aceite portador. Ahora bien, esto es una generalidad, y como te comenté anteriormente, la selección del aceite esencial dependerá de tus condiciones de salud y de la composición química del aceite esencial.

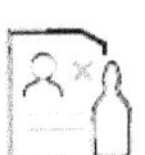

Contraindicaciones, ¿Conoces tu cuerpo?

A continuación, te comparto un listado breve que sugiero que tomes en cuenta al momento de utilizar algún aceite esencial.

Asimismo, es un buen momento para recordar y hacer conciencia de identificar quién es tu cuerpo, qué le hace bien, qué le desagrada, qué lo enferma, irrita o desequilibra, qué lo hace sentir cómodo, sano y pleno, qué aromas le gustan y cuáles le desagradan.

Apúntalo todo en tu sección de Diario de Bienestar. Reconectar con tu cuerpo es re-aprender a escucharlo; te lo recomiendo ampliamente, es un ejercicio diario que te traerá múltiples beneficios, a mí me ha funcionado.

Contraindicaciones	**Evita estos AE**
Si tienes una condición de hipertensión, son contraproducentes.	– Romero – Salvia – Hisopo
Si vas a ir a la playa o te vas a exponer al Sol, y te colocas una brisa o crema a base de estos AE, debido a sus propiedades fotosensibles, podrían irritar y/o manchar tu piel.	Cítricos como: – Bergamota – Toronja – Limón
Si estás embarazada o lactando, estos aceites pueden ser perjudiciales para ti, para el feto y/o para el recién nacido.	– Albahaca – Salvia esclarea – Ciprés – Jazmín – Enebro – Mejorana dulce – Mirra – Menta – Romero – Tomillo – Canela – Anís estrella – Orégano

Contraindicaciones	Evita estos AE
Si padeces de epilepsia, deberás evitar los aceites esenciales con compuestos de **Alcanfor**, pues se considera que tienen efectos convulsionantes.	– Romero – Verbena – Lavanda española – Salvia española – Lavada spike – Hisopo – Hinojo dulce – Menta (Entre otros)
Si padeces de hipersensibilidad por inhalación o dérmica, o tu piel está maltratada, enferma y/o lo desconoces, te invito a que evites los siguientes aceites esenciales, ya que debido a su composición química podrían ser causa de algún tipo de alergia.	– Lavandín – Lavanda absoluta – Cassia – Corteza de Canela – Tomillo (contiene Carvacrol y Thymol) – Orégano – Tomillo limoneno – Mostaza – Inmortal absoluto – Limón verbena – Clavo – Jazmín absoluto – Limoncillo – Ylang ylang (Entre otros)

Contraindicaciones	**Evita estos AE**
Si estás tomando anticoagulantes, evita por cualquier formato los siguientes aceites esenciales.	– Gaulteria o Wintergreen – Abedul dulce – Anís estrella – Cassia – Corteza y/u hoja de Canela – Albahaca sagrada – Clavo – Hinojo amargo o dulce – Lavandín – Mejorana silvestre – Orégano – Patchouli (Entre otros)

 ## Toxicidad: los aceites no son gotas ni comestibles

Aunque suena obvio para muchos, para otros no lo es, así que es preferible ponerlo en **letras negritas** y evitar un viaje al médico. La toxicidad o envenenamiento puede ser desde leve a mortal, y mucho dependerá del método de aplicación. Lo más común es toxicidad oral y dérmica.

Los AE, nunca deben aplicarse directamente en los ojos; pueden causar irritación, enrojecimiento y/o daño temporal. Si el aceite entra en contacto con los ojos, enjuaga inmediatamente con agua durante cinco minutos y acude a tu médico inmediatamente.

Los AE, tampoco deben aplicarse directamente en ninguna de tus membranas mucosas (boca, nariz, órganos genitales, etc.), y mucho menos ingerirlos o agregarlos como parte del aderezo de una comida, o de un licuado o té, ya que pueden ser dañinos o hasta letales para tus riñones e hígado. En caso de envenenamiento, acude a tu médico inmediatamente.

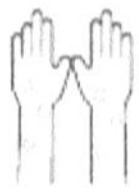# Prueba de sensibilidad

La prueba de sensibilidad, o prueba del parche, es una práctica sugerida para verificar si habrá alguna reacción alérgica o irritación.

¿Cómo realizarla?

1. Selecciona de tu antebrazo una parte pequeña y aplica la fórmula o aceite diluido.

2. Espera de 30 minutos a 24 horas para ver si hay alguna reacción en tu cuerpo o piel.

¿Cómo guardo mis AE y/o fórmulas aromáticas?

Los factores principales de la degradación de tus AE's son: oxígeno, calor y luz.

El efecto que produce el oxígeno sobre los AE's se llama oxidación, y tiende a ocurrir en aceites ricos en hidrocarburos monoterpernos, como los cítricos y los provenientes de árboles como el pino. La oxidación se acelera también cuando el aceite está expuesto al calor o a la luz, contribuyendo a que además de la suma del tiempo, pierdan sus propiedades terapéuticas y se transforme en un compuesto químico riesgoso para tu salud.

- Es de suma importancia identificar en la etiqueta la fecha de caducidad, y tomar en cuenta la fecha de apertura del aceite para mantenerlo en las mejores condiciones posibles.

- Siempre almacenarlos en un lugar fresco, oscuro, alejados de la luz solar directa y el calor.

- Mantenerlos en frascos de vidrio oscuro, ya sea de color ámbar o azul cobalto, bien cerrados para evitar la oxidación y su degradación.

- Si vas a traer en tu bolsa de mano una de tus mezclas, fórmulas o sinergias, trata de protegerla en una bolsita oscura en un compartimento separado a tu celular y cartera. Es cuestión de vibración, y dependiendo de sus ingredientes pueden durarte de entre 3 a 8 meses.

- Es de vital importancia que estén fuera del alcance de los niños y mascotas; como bien sabes, podrían ser perjudiciales para su salud.

Capítulo 8

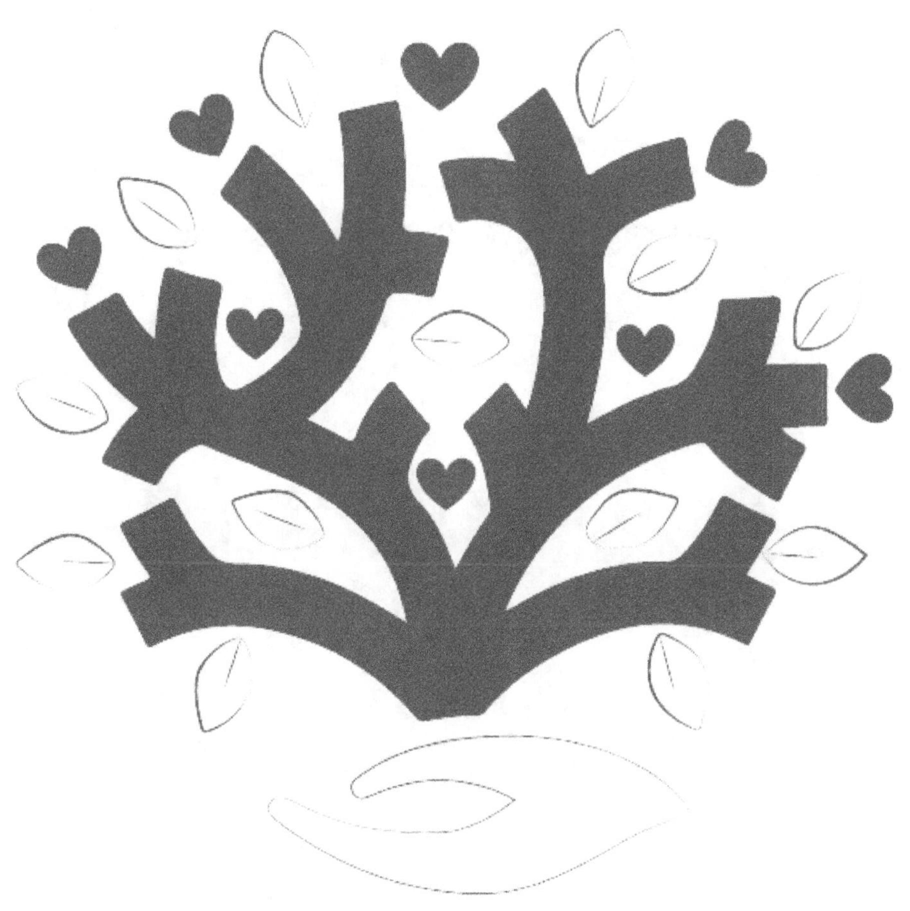

Recetas aromáticas para la armonía femenina

"El bienestar abarca un cuerpo sano, una mente sana y un espíritu tranquilo."

- Laurette Gagnon Beaulieu

El modelo del Árbol de los Aromas de Salvatore Battaglia, Aromaterapeuta y Escritor del que te he platicado anteriormente, toma en cuenta, además de las propiedades físicas, farmacobiológicas y químicas de los aceites esenciales, la parte de la planta de donde fueron extraídos, pues esto establece su influencia en tu estado emocional, personalidad, y dimensión o cuerpo sutil. Es por esto por lo que la Aromaterapia no sólo es una terapia alternativa, complementaria y natural, sino que es **100% holística**, porque independientemente de si la fórmula diseñada es de un solo aceite esencial o una mezcla de varios, trabajará para contribuir a tu salud física, emocional, mental y espiritual.

En la práctica aromática holística, es fundamental tomar en cuenta el estilo de vida del consultante o paciente para determinar el estado de salud y bienestar de la persona; de ello dependerá la fórmula aromática, formato y actividades de seguimiento o tratamiento.

Las siguientes recetas están diseñadas a partir del modelo del *Árbol de los Aromas* con el propósito de que aprendas a utilizar los AE's de forma segura, conociendo su momento de uso y beneficios holísticos. En total son tres, que van desde cómo contrarrestar el estrés, pasando por cómo restaurar tu energía, finalizando con una de apapacho para nutrir tu amor propio.

Cada fórmula tiene un nombre genérico, ya que lo que busco es que cuando te decidas a prepararla, te apropies de ella, nombrándola con la palabra, frase o afirmación, que a ti resuene y te haga vibrar bonito.

Antiestrés

- **Desbalance físico**: Te duele la cabeza, la espalda, tienes los hombros y cuello contracturados, sufres de letargo o fatiga, sientes ansiedad y/o estrés emocional, padeces de colitis nerviosa o gastritis, o tu piel se irrita fácilmente hasta llegar a una dermatitis, entre otros.

- **Desbalance emocional**: Agobio, hastío, irritabilidad, enfado, frustración, enojo, comportamiento obsesivo, indecisión, o depresión, por mencionar los más comunes.

- **Fórmula aromática**: Mezcla compuesta de aceite esencial de Lavanda (Lavandula angustifolia) y aceite esencial de Menta (Mentha x piperita).

Perfil aromático:

Lavanda (Lavandula angustifolia)

Parte de la planta	Flores
Método de extracción	Destilado al vapor
Nota aromática	Mediana a alta
Aroma	Dulce, floral, fresco, algo amaderado y herbáceo.
Propiedades terapéuticas	Analgésico, antiespasmódico, ansiolítico, antioxidante, inmunoestimulante, antiinflamatorio, relajante.
Propiedades para estados emocionales de acuerdo con el *Árbol de aromas*	Los AE florales facilitan cultivar relaciones interpersonales positivas y sanas. Promueven la amabilidad, actos de bondad y empatía. Fomentan la estabilidad emocional, la autoaceptación y la compasión. Facilitan la conexión con tu propósito y pasión, que conlleva a una sensación de logro.

Perfil aromático:
Menta (Mentha x piperita)

Parte de la planta	Hojas
Método de extracción	Destilado al vapor
Nota aromática	Mediana a alta
Aroma	Fresco, herbáceo, menta, fuerte
Propiedades terapéuticas	Analgésico, antiespasmódico, ansiolítico, antioxidante, antiinflamatorio, antimicrobiano, carminativo
Propiedades para estados emocionales de acuerdo con el *Árbol de aromas*	Los AE de hojas se asocian a la vitalidad. Promueven la salud y el bienestar integral de la persona. Facilitan la claridad y el enfoque. Conectan con tu propósito, pasión y maestría de vida.

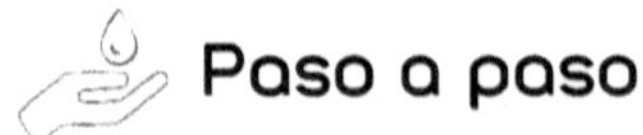 **Paso a paso**

Ingredientes/Materiales	Instrucciones
– 10 gotas de AE de Lavanda – 10 gotas de AE de Menta – 59 ml de vodka o agua destilada	Intenciona tu fórmula cada vez que la uses. Por ejemplo, puedes decir desde el corazón: "Yo soy serenidad y equilibrio", "Me restauro y recupero mi estabilidad". Lo que a ti te resuene.
Envase de vidrio azul cobalto con atomizador y tapón de 60ml	– Agrega las 20 gotas de AE en el envase de vidrio – Agrega los 59ml de vodka o agua destilada
Etiqueta (para que escribas el nombre de tu fórmula; es importante, ya que es una forma de apropiarte de ella)	– Agita suavemente – Cierra

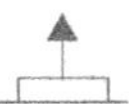

Uso externo

- Rocía la brisa ligeramente sobre tu cabeza y puntos de contacto, como cuello, muñecas, interior de los codos o rodillas. También puedes rociar con precaución tu ropa, tu espacio de trabajo, tu automóvil, o tu toalla de ejercicio, entre otros, para disfrutar de los beneficios de la brisa al inhalarlos.

Precauciones

- Realiza primero una prueba de sensibilidad, colocando una pequeña cantidad de la fórmula en tu antebrazo para identificar si produce algún efecto alérgico; en caso de irritación, náusea o dolor de cabeza, suspende inmediatamente.

- No ingerir, y evitar el contacto con los ojos, oídos y/o directamente dentro de las fosas nasales.

- Mantener fuera del alcance de los niños y mascotas.

- Mantener lejos de toda fuente de calor y luz.

Energía y Alegría

- **Desbalance físico**: Te cuesta conciliar el sueño, te despiertas cansada, presentas constipación, dolor en espalda baja, algún desorden alimenticio, o cuerpo inflamado, entre otros.

- **Desbalance emocional**: Ansiedad, miedo, baja autoestima, inseguridad, sentido de carencia y de sobrevivencia, negatividad, apegos en todas las áreas de tu vida, falta de creatividad, o estancamiento, por mencionar algunos.

- **Fórmula aromática**: Mezcla compuesta de aceite esencial de Naranja dulce, aceite esencial de Jengibre y aceite esencial de Limón.

Perfil aromático:

Naranja dulce (Citrus sinesis)

Parte de la planta	Cáscara
Método de extracción	Prensado en frío
Nota aromática	Alta
Aroma	Dulce, fresco, cítrico, frutal, ligero.
Propiedades terapéuticas	Analgésico, antiespasmódico, ansiolítico, antibacterial, antioxidante, antiinflamatorio, antidepresivo, astringente.
Propiedades para estados emocionales de acuerdo con el *Árbol de aromas*	Se asocian a la felicidad y el gozo de la vida. Invitan a cultivar emociones positivas. Promueven la creatividad, el optimismo, el disfrute y la gratitud.

Perfil aromático:

Jengibre (Zingiber officinale)

Parte de la planta	Rizoma
Método de extracción	Destilado al vapor
Nota aromática	Mediana
Aroma	Dulce, amaderado, especiado, cálido y algo cítrico.
Propiedades terapéuticas	Analgésico, antibacterial, antioxidante, antiinflamatorio, antidepresivo, diurético, inmunoestimulante.
Propiedades para estados emocionales de acuerdo con el *Árbol de aromas*	Las raíces y/o rizomas se asocian al sentido de conexión del ser humano con su Yo, sus ancestros, su origen, y la madre Tierra. Facilitan sensaciones de seguridad, pertenencia y valentía. Por otro lado, nos recuerdan la importancia de nutrir cada una de las áreas de tu vida. Son estimulantes, relajantes y cálidos. Son un aliado para generar compromiso, y como buenas raíces, nos recuerdan la importancia de cultivar relaciones interpersonales sanas.

Perfil aromático:

Limón (Citrus limon)

Parte de la planta	Cáscara
Método de extracción	Prensado en frío
Nota aromática	Alta
Aroma	Dulce, fresco, cítrico, frutal.
Propiedades terapéuticas	Analgésico, antiespasmódico, antibacterial, antioxidante, antiviral, antidepresivo, astringente.
Propiedades para estados emocionales de acuerdo con el *Árbol de aromas*	Se asocian a la felicidad y el gozo de la vida. Invitan a cultivar emociones positivas. Promueven la creatividad, el optimismo, el disfrute y la gratitud.

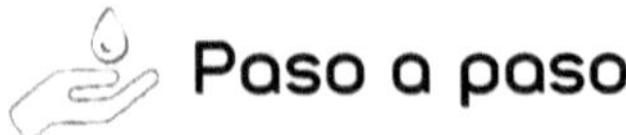

Paso a paso

Ingredientes/Materiales	Instrucciones
– 10 gotas de AE de Naranja dulce – 6 gotas de AE de Limón – 3 gotas de AE de Jengibre – 59 ml de Vodka o agua destilada	Intenciona tu fórmula cada vez que la uses. Por ejemplo, puedes decir desde el corazón: "Yo soy Alegría y Gozo", "Yo me merezco vivir feliz", "Yo soy energía óptima". Lo que a ti te resuene.
Envase de vidrio azul cobalto con atomizador y tapón de 60ml	– Agrega las 20 gotas de AE en el envase de vidrio – Agrega los 59ml de vodka o agua destilada
Etiqueta (para que escribas el nombre de tu fórmula; es importante, ya que es una forma de apropiarte de ella)	– Agita suavemente – Cierra

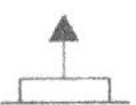

Uso externo

- Rocía la brisa ligeramente sobre tu cabeza y puntos de contacto, como cuello, muñecas, interior de los codos o rodillas. Asimismo, puedes rociar con precaución tu ropa, tu espacio de trabajo, tu automóvil, o tu toalla de ejercicio, entre otros, para disfrutar de los beneficios de la brisa al inhalarlos.

Precauciones

- Realiza primero una prueba de sensibilidad, colocando una pequeña cantidad de la fórmula en tu antebrazo para identificar si produce algún efecto alérgico; en caso de irritación, náusea o dolor de cabeza, suspende inmediatamente.

- No ingerir, y evitar el contacto con los ojos, oídos y/o directamente dentro de las fosas nasales.

- Mantener fuera del alcance de los niños y mascotas.

- Mantener lejos de toda fuente de calor y luz.

Amor Propio

- **Desbalance físico**: Te sientes falta de energía, sientes el pecho congestionado, te cuesta respirar, sientes incomodidad en tu espalda alta, o tu sistema inmune está vulnerable, por mencionar algunos.

- **Desbalance emocional**: Te sientes sola, aislada, triste, te da miedo tener relaciones interpersonales y/o intimidad, andas muy apática, irritable, intolerante, prejuiciosa, o andas con el traje de víctima.

- **Fórmula aromática**: Mezcla compuesta de aceite esencial de Rosa otto, Bergamota y Franquincienso.

Perfil aromático:

Rosa otto (Rosa x damascena)

Parte de la planta	Flores
Método de extracción	Destilado al vapor
Nota aromática	Mediana a alta
Aroma	Dulce, floral, sensual, fresco, algo exótico.
Propiedades terapéuticas	Analgésico, antibacterial, antioxidante, ansiolítico, antidepresivo, antiinflamatorio.
Propiedades para estados emocionales de acuerdo con el *Árbol de aromas*	Los AE florales facilitan cultivar relaciones interpersonales positivas y sanas. Promueven la amabilidad, y los actos de bondad y empatía. Fomentan la estabilidad emocional, la autoaceptación y la compasión. Facilitan la conexión con tu propósito y pasión, que conlleva a una sensación de logro.

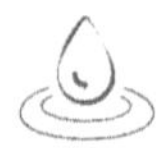

Perfil aromático:

Bergamota (Citrus bergamia)

Parte de la planta	Cáscara de la fruta
Método de extracción	Prensado en frío
Nota aromática	Mediana a alta
Aroma	Dulce, herbáceo, cítrico, algo a limón y un poco especiado.
Propiedades terapéuticas	Analgésico, antibacterial, fungicida antiespasmódico, antiinflamatorio, carminativo, sedativo.
Propiedades para estados emocionales de acuerdo con el *Árbol de aromas*	Los aceites provenientes de frutas se asocian a la felicidad y el gozo de la vida. Invitan a cultivar emociones positivas. Promueven la creatividad, el optimismo, el disfrute y la gratitud.

Perfil aromático:

Franquincienso (Boswellia carterii)

Parte de la planta	Resina
Método de extracción	Hidro-destilación
Nota aromática	Base
Aroma	Amaderado, fresco, algo herbáceo.
Propiedades terapéuticas	Analgésico, antioxidante, fungicida, antiinflamatorio, inmunoestimulante, regenerativo, sedativo, tónico.
Propiedades para estados emocionales de acuerdo con el *Árbol de aromas*	Los aceites provenientes de resinas se asocian al sentido y a la acción de la transformación. Su propósito es que el individuo conecte con su ser más profundo y con la luz de su Yo superior para sanar sus heridas del alma, cultivar la aceptación y promover su crecimiento personal. Por otro lado, fomenta la humildad y el respeto, abrazando las imperfecciones, la integridad y las virtudes.

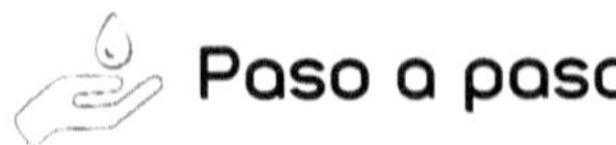

Paso a paso

Ingredientes/Materiales	Instrucciones
– 10 gotas de AE de Bergamota – 5 gotas de AE de Rosa otto – 3 gotas de AE de Franquincienso – 59 ml de Vodka o agua destilada	Intenciona tu fórmula cada vez que la uses. Por ejemplo, puedes decir desde el corazón: "Yo soy Amor", "Yo me merezco amor", "Me amo por quien soy y por el potencial que hay dentro de mí". Lo que a ti te resuene.
Envase de vidrio azul cobalto con atomizador y tapón de 60ml	– Agrega las 18 gotas de AE en el envase de vidrio – Agrega los 59ml de vodka o agua destilada
Etiqueta (para que escribas el nombre de tu fórmula; es importante, ya que es una forma de apropiarte de ella)	– Agita suavemente – Cierra

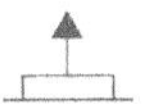 ## Uso externo

- Rocía la brisa ligeramente sobre tu cabeza y puntos de contacto, como cuello, muñecas, interior de los codos o rodillas. Asimismo, puedes rociar con precaución tu ropa, tu espacio de trabajo, tu automóvil, o tu toalla de ejercicio, entre otros, para disfrutar de los beneficios de la brisa al inhalarlos.

Precauciones

- Realiza primero una prueba de sensibilidad, colocando una pequeña cantidad de la fórmula en tu antebrazo para identificar si produce algún efecto alérgico; en caso de irritación, náusea o dolor de cabeza, suspende inmediatamente.

- No ingerir, y evitar el contacto con los ojos, oídos y/o directamente dentro de las fosas nasales.

- Mantener fuera del alcance de los niños y mascotas.

- Mantener lejos de toda fuente de calor y luz.

Advertencia:

– La Federación Internacional de Aromaterapeutas NO recomienda que los Aceites Esenciales se ingieran a menos que sea bajo la supervisión de un Médico certificado en Aromaterapia clínica.

– Las fórmulas aromáticas propuestas no son para diagnosticar, tratar, curar o prevenir ninguna enfermedad. Si sufres de alguna condición médica, estás embarazada, o estás amamantando, por favor busca primero asesoría médica y aromática clínica calificada. Tu seguridad y tu salud son primero.

Anexo

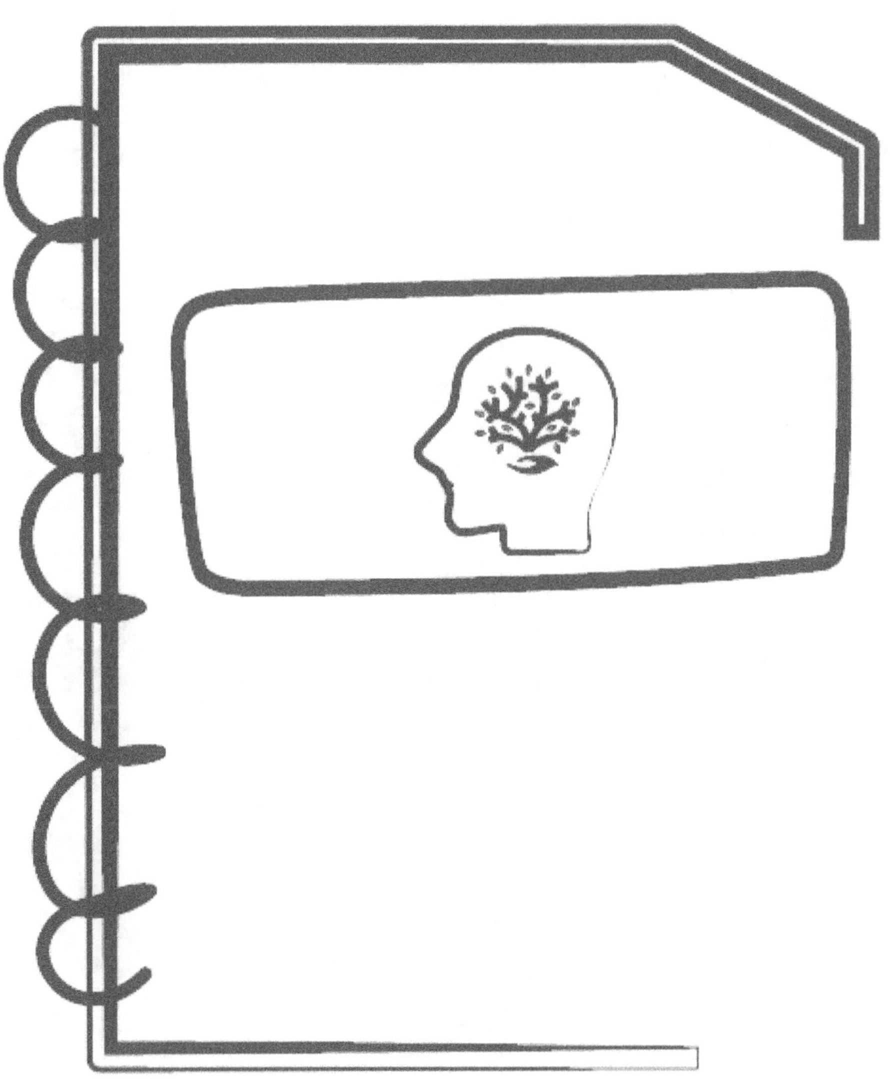

Mi Diario de Bienestar

En este anexo te invito a explorar tu bienestar femenino a través de la reflexión y la escritura. Al llevar un diario de bienestar, puedes profundizar en tu autoconocimiento e identificar patrones, emociones, pensamientos y experiencias recurrentes, establecer metas claras que te lleven a accionar tus sueños, fomentar la gratitud y la positividad, y tomar medidas para alcanzar un estado de equilibrio y felicidad.

Es una herramienta efectiva para cuidar de ti, y guiarte en este viaje de amor, de ti para ti.

A continuación, tienes material para 30 días. A medida que completes las páginas de este mes de tu diario de bienestar, te invito a continuar este valioso proceso en tu cuaderno especial y personal. Este cuaderno será tu espacio íntimo y seguro para seguir explorando tu bienestar femenino, establecer metas y mantener un registro de tu crecimiento personal.

Aprovecha tu cuaderno para:

1. Seguir reflexionando: Continúa respondiendo las preguntas diarias y explorando tus pensamientos y emociones a medida que surjan.

2. Establecer nuevas metas: A medida que alcances tus objetivos mensuales, puedes definir nuevos desafíos y aspiraciones para ti misma.

3. Registrar momentos especiales: Anota los momentos de gratitud y logro que experimentes a lo largo de los días, creando un registro de tus éxitos y celebraciones personales.

4. Monitorear tu progreso: Lleva seguimiento de tus avances en el cuidado personal y en el bienestar. Puedes revisar tus reflexiones anteriores para ver cómo has evolucionado.

5. Experimentar con la creatividad: Siéntete libre de personalizar y decorar tu cuaderno de la manera que te haga sentir más conectada con tu yo interior. Esta actividad me encanta, porque me sirve de inspiración, y dependiendo del día, objetivo, afirmación, o aprendizaje, selecciono el color y otros elementos para darle énfasis.

Tu cuaderno será un reflejo de ti y de tu viaje hacia un bienestar más pleno. Recuerda que no hay reglas estrictas; es tu espacio para explorar, crecer y cuidarte a ti misma.

¡Disfruta del proceso, y sigue nutriendo tu corazón y mente!

Ahora te comparto cada una de las preguntas del diario con una breve descripción para darte una guía sobre cuál es su propósito.

① **¿Cuáles son las palabras o afirmaciones que nutren mi corazón?**

Reflexiona sobre las palabras o frases que te inspiran, te hacen sentir empoderada, y te conectan con tu esencia. Estas palabras pueden ser tus mantras personales, que te recuerdan quién eres, o afirmaciones de otras personas.

② **¿Cuáles son los tres objetivos que deseo lograr hoy?**

Identifica tres metas realistas que te gustaría alcanzar en el día. Estos objetivos pueden ser pequeños pasos hacia tus metas a largo plazo. Recuerda el método SMART.

③ Hoy me siento agradecida por…

Practica la gratitud recordando al menos tres cosas por las que te sientes agradecida en el día. Esto te ayudará a mantener una perspectiva positiva y tu vibración alta.

④ ¿Qué acciones puedo llevar a cabo para recuperar y mantener mi bienestar?

Analiza las acciones concretas que puedes tomar para cuidar de ti misma y mantener un equilibrio en tu vida. Esto puede incluir ejercicio, prácticas de relajación, actividades de contacto con la naturaleza, actividades de recreación, o momentos de compartir con amig@s, familiares, o pareja.

⑤ ¿Cómo quiero sentirme mañana?

Visualiza cómo deseas sentirte al despertar al día siguiente. Esta pregunta te apoyará a establecer intenciones y atraer energía positiva.

⑥ ¿Con qué palabra o frase agradezco y cierro este día?

Cierra tu día con gratitud, eligiendo una palabra o frase que resuma tus experiencias y emociones, sin importar que hayas tenido una mala experiencia o momento (es parte del aprendizaje). Esto te ayudará a finalizar el día en un estado de agradecimiento.

Recomendaciones para disfrutar tu Diario de Bienestar

1. Encuentra un lugar tranquilo y cómodo para escribir, donde te sientas relajada y libre de distracciones.

2. Establece una rutina diaria para escribir en tu diario; en la mañana para planificar el día, y por la noche para reflexionar sobre él.

3. Experimenta con aromaterapia para crear el ambiente deseado de conexión, amor propio, agradecimiento y visualización. *Prende una vela o incienso, y usa tu difusor o fórmula aromática favorita.

4. No te preocupes por la perfección; el diario es para ti y no necesita ser compartido con nadie más.

5. Sé amable contigo misma en tus reflexiones y metas.

6. Utiliza colores, dibujos o pegatinas. Puede facilitar el momento de expresión.

7. Considera llevar un registro de tus logros y avances a lo largo del tiempo para ver tu progreso en el bienestar.

8. ¡Cuidar de ti misma es un paso importante hacia una vida en armonía y plenitud!

Mi Diario de Bienestar

Antes de escribir...

__ / __ / ___

L M X J V S D

1. ¿Cuáles son las palabras o afirmaciones que nutren mi corazón?

____

____

____

2. ¿Cuáles son los tres objetivos que deseo lograr hoy?

1 ____

2 ____

3 ____

3. ¿Hoy me siento agradecida por?

____

____

____

Mi Diario de Bienestar

Mi nivel de estrés hoy fue:

1 2 3 4 5 6 7 8 9 10

4. ¿Qué acciones puedo llevar a cabo para recuperar mi bienestar y prevenir esos niveles?

____

____

____

5. ¿Cómo quiero sentirme mañana?

____

____

____

6. ¿Con qué palabra o frase agradezco y cierro este día?

____

____

____

Mi Diario de Bienestar

Antes de escribir...

__/__/___

L M X J V S D

1. ¿Cuáles son las palabras o afirmaciones que nutren mi corazón?

____

____

____

2. ¿Cuáles son los tres objetivos que deseo lograr hoy?

1 ____

2 ____

3 ____

3. ¿Hoy me siento agradecida por?

____

____

____

Mi Diario de Bienestar

Mi nivel de estrés hoy fue:

1 2 3 4 5 6 7 8 9 10

4. ¿Qué acciones puedo llevar a cabo para recuperar mi bienestar y prevenir esos niveles?

____

____

____

5. ¿Cómo quiero sentirme mañana?

____

____

____

6. ¿Con qué palabra o frase agradezco y cierro este día?

____

____

____

Mi Diario de Bienestar

Antes de escribir...

__/__/___

L M X J V S D

1. ¿Cuáles son las palabras o afirmaciones que nutren mi corazón?

____

____

____

2. ¿Cuáles son los tres objetivos que deseo lograr hoy?

1 ____

2 ____

3 ____

3. ¿Hoy me siento agradecida por?

____

____

____

Mi Diario de Bienestar

Mi nivel de estrés hoy fue:

1 2 3 4 5 6 7 8 9 10

4. ¿Qué acciones puedo llevar a cabo para recuperar mi bienestar y prevenir esos niveles?

5. ¿Cómo quiero sentirme mañana?

6. ¿Con qué palabra o frase agradezco y cierro este día?

Mi Diario de Bienestar

Antes de escribir...

inhala EXHALA inhala EXHALA inhala EXHALA

__ / __ / ___

L M X J V S D

1. ¿Cuáles son las palabras o afirmaciones que nutren mi corazón?

____

____

____

2. ¿Cuáles son los tres objetivos que deseo lograr hoy?

1 ____

2 ____

3 ____

3. ¿Hoy me siento agradecida por?

____

____

____

Mi Diario de Bienestar

Mi nivel de estrés hoy fue:

1 2 3 4 5 6 7 8 9 10

4. ¿Qué acciones puedo llevar a cabo para recuperar mi bienestar y prevenir esos niveles?

____

____

____

5. ¿Cómo quiero sentirme mañana?

____

____

____

6. ¿Con qué palabra o frase agradezco y cierro este día?

____

____

____

Mi Diario de Bienestar

Antes de escribir...

__ / __ / ___

L M X J V S D

1. ¿Cuáles son las palabras o afirmaciones que nutren mi corazón?

____

____

____

2. ¿Cuáles son los tres objetivos que deseo lograr hoy?

1 ______________________________________

2 ______________________________________

3 ______________________________________

3. ¿Hoy me siento agradecida por?

____

____

____

Mi Diario de Bienestar

Mi nivel de estrés hoy fue:

1 2 3 4 5 6 7 8 9 10

4. ¿Qué acciones puedo llevar a cabo para recuperar mi bienestar y prevenir esos niveles?

____

____

____

5. ¿Cómo quiero sentirme mañana?

____

____

____

6. ¿Con qué palabra o frase agradezco y cierro este día?

____

____

____

Mi Diario de Bienestar

Antes de escribir...

inhala
EXHALA
inhala
EXHALA
inhala
EXHALA

__/__/___

L M X J V S D

1. ¿Cuáles son las palabras o afirmaciones que nutren mi corazón?

____

____

____

2. ¿Cuáles son los tres objetivos que deseo lograr hoy?

1 ____

2 ____

3 ____

3. ¿Hoy me siento agradecida por?

____

____

____

Mi Diario de Bienestar

Mi nivel de estrés hoy fue:

1 2 3 4 5 6 7 8 9 10

4. ¿Qué acciones puedo llevar a cabo para recuperar mi bienestar y prevenir esos niveles?

____

____

____

5. ¿Cómo quiero sentirme mañana?

____

____

____

6. ¿Con qué palabra o frase agradezco y cierro este día?

____

____

____

Mi Diario de Bienestar

Antes de escribir...

inhala EXHALA inhala EXHALA inhala EXHALA

__/__/___

L M X J V S D

1. ¿Cuáles son las palabras o afirmaciones que nutren mi corazón?

____

____

____

2. ¿Cuáles son los tres objetivos que deseo lograr hoy?

1 ____

2 ____

3 ____

3. ¿Hoy me siento agradecida por?

____

____

____

Mi Diario de Bienestar

Mi nivel de estrés hoy fue:

1 2 3 4 5 6 7 8 9 10

4. ¿Qué acciones puedo llevar a cabo para recuperar mi bienestar y prevenir esos niveles?

____

____

____

5. ¿Cómo quiero sentirme mañana?

____

____

____

6. ¿Con qué palabra o frase agradezco y cierro este día?

____

____

____

Mi Diario de Bienestar

Antes de escribir...

__ / __ / ___

L M X J V S D

1. ¿Cuáles son las palabras o afirmaciones que nutren mi corazón?

____

____

____

2. ¿Cuáles son los tres objetivos que deseo lograr hoy?

1 ____

2 ____

3 ____

3. ¿Hoy me siento agradecida por?

____

____

____

Mi Diario de Bienestar

Mi nivel de estrés hoy fue:

1 2 3 4 5 6 7 8 9 10

4. ¿Qué acciones puedo llevar a cabo para recuperar mi bienestar y prevenir esos niveles?

____

____

____

5. ¿Cómo quiero sentirme mañana?

____

____

____

6. ¿Con qué palabra o frase agradezco y cierro este día?

____

____

____

Mi Diario de Bienestar

Antes de escribir...

__/__/___

L M X J V S D

1. ¿Cuáles son las palabras o afirmaciones que nutren mi corazón?

____

____

____

2. ¿Cuáles son los tres objetivos que deseo lograr hoy?

1 ____

2 ____

3 ____

3. ¿Hoy me siento agradecida por?

____

____

____

Mi Diario de Bienestar

Mi nivel de estrés hoy fue:

1 2 3 4 5 6 7 8 9 10

4. ¿Qué acciones puedo llevar a cabo para recuperar mi bienestar y prevenir esos niveles?

____

____

____

5. ¿Cómo quiero sentirme mañana?

____

____

____

6. ¿Con qué palabra o frase agradezco y cierro este día?

____

____

____

Mi Diario de Bienestar

Antes de escribir...

inhala EXHALA inhala EXHALA inhala EXHALA

__/__/___

L M X J V S D

1. ¿Cuáles son las palabras o afirmaciones que nutren mi corazón?

____

____

____

2. ¿Cuáles son los tres objetivos que deseo lograr hoy?

1 ____

2 ____

3 ____

3. ¿Hoy me siento agradecida por?

____

____

____

Mi Diario de Bienestar

Mi nivel de estrés hoy fue:

1 2 3 4 5 6 7 8 9 10

4. ¿Qué acciones puedo llevar a cabo para recuperar mi bienestar y prevenir esos niveles?

____

____

____

5. ¿Cómo quiero sentirme mañana?

____

____

____

6. ¿Con qué palabra o frase agradezco y cierro este día?

____

____

____

Mi Diario de Bienestar

Antes de escribir...

inhala EXHALA inhala EXHALA inhala EXHALA

__/__/___

L M X J V S D

1. ¿Cuáles son las palabras o afirmaciones que nutren mi corazón?

____

____

____

2. ¿Cuáles son los tres objetivos que deseo lograr hoy?

1 _______________________________________

2 _______________________________________

3 _______________________________________

3. ¿Hoy me siento agradecida por?

____

____

____

Mi Diario de Bienestar

Mi nivel de estrés hoy fue:

1 2 3 4 5 6 7 8 9 10

4. ¿Qué acciones puedo llevar a cabo para recuperar mi bienestar y prevenir esos niveles?

____

____

____

5. ¿Cómo quiero sentirme mañana?

____

____

____

6. ¿Con qué palabra o frase agradezco y cierro este día?

____

____

____

Mi Diario de Bienestar

Antes de escribir...

inhala EXHALA inhala EXHALA inhala EXHALA

__/__/___

L M X J V S D

1. ¿Cuáles son las palabras o afirmaciones que nutren mi corazón?

____

____

____

2. ¿Cuáles son los tres objetivos que deseo lograr hoy?

1 ____

2 ____

3 ____

3. ¿Hoy me siento agradecida por?

____

____

____

Mi Diario de Bienestar

Mi nivel de estrés hoy fue:

1 2 3 4 5 6 7 8 9 10

4. ¿Qué acciones puedo llevar a cabo para recuperar mi bienestar y prevenir esos niveles?

____

____

____

5. ¿Cómo quiero sentirme mañana?

____

____

____

6. ¿Con qué palabra o frase agradezco y cierro este día?

____

____

____

Mi Diario de Bienestar

Antes de escribir...

inhala EXHALA inhala EXHALA inhala EXHALA

__ / __ / ___

L M X J V S D

1. ¿Cuáles son las palabras o afirmaciones que nutren mi corazón?

____

____

____

2. ¿Cuáles son los tres objetivos que deseo lograr hoy?

1 ____

2 ____

3 ____

3. ¿Hoy me siento agradecida por?

____

____

____

Mi Diario de Bienestar

Mi nivel de estrés hoy fue:

1 2 3 4 5 6 7 8 9 10

4. ¿Qué acciones puedo llevar a cabo para recuperar mi bienestar y prevenir esos niveles?

____

____

____

5. ¿Cómo quiero sentirme mañana?

____

____

____

6. ¿Con qué palabra o frase agradezco y cierro este día?

____

____

____

Mi Diario de Bienestar

Antes de escribir...

inhala
EXHALA
inhala
EXHALA
inhala
EXHALA

__/__/___

L M X J V S D

1. ¿Cuáles son las palabras o afirmaciones que nutren mi corazón?

____

____

____

2. ¿Cuáles son los tres objetivos que deseo lograr hoy?

1 ____

2 ____

3 ____

3. ¿Hoy me siento agradecida por?

____

____

____

Mi Diario de Bienestar

Mi nivel de estrés hoy fue:

1 2 3 4 5 6 7 8 9 10

4. ¿Qué acciones puedo llevar a cabo para recuperar mi bienestar y prevenir esos niveles?

____

____

____

5. ¿Cómo quiero sentirme mañana?

____

____

____

6. ¿Con qué palabra o frase agradezco y cierro este día?

____

____

____

Mi Diario de Bienestar

Antes de escribir...

inhala EXHALA inhala EXHALA inhala EXHALA

__/__/___

L M X J V S D

1. ¿Cuáles son las palabras o afirmaciones que nutren mi corazón?

____

____

____

2. ¿Cuáles son los tres objetivos que deseo lograr hoy?

1 ____

2 ____

3 ____

3. ¿Hoy me siento agradecida por?

____

____

____

Mi Diario de Bienestar

Mi nivel de estrés hoy fue:

1 2 3 4 5 6 7 8 9 10

4. ¿Qué acciones puedo llevar a cabo para recuperar mi bienestar y prevenir esos niveles?

____

____

____

5. ¿Cómo quiero sentirme mañana?

____

____

____

6. ¿Con qué palabra o frase agradezco y cierro este día?

____

____

____

Mi Diario de Bienestar

Antes de escribir...

inhala EXHALA inhala EXHALA inhala EXHALA

__ / __ / ___

L M X J V S D

1. ¿Cuáles son las palabras o afirmaciones que nutren mi corazón?

2. ¿Cuáles son los tres objetivos que deseo lograr hoy?

1

2

3

3. ¿Hoy me siento agradecida por?

Mi Diario de Bienestar

Mi nivel de estrés hoy fue:

1 2 3 4 5 6 7 8 9 10

4. ¿Qué acciones puedo llevar a cabo para recuperar mi bienestar y prevenir esos niveles?

____

____

____

5. ¿Cómo quiero sentirme mañana?

____

____

____

6. ¿Con qué palabra o frase agradezco y cierro este día?

____

____

____

Mi Diario de Bienestar

Antes de escribir...

inhala EXHALA inhala EXHALA inhala EXHALA

__ / __ / ___

L M X J V S D

1. ¿Cuáles son las palabras o afirmaciones que nutren mi corazón?

____

____

____

2. ¿Cuáles son los tres objetivos que deseo lograr hoy?

1 ____

2 ____

3 ____

3. ¿Hoy me siento agradecida por?

____

____

____

Mi Diario de Bienestar

Mi nivel de estrés hoy fue:

1 2 3 4 5 6 7 8 9 10

4. ¿Qué acciones puedo llevar a cabo para recuperar mi bienestar y prevenir esos niveles?

____

____

____

5. ¿Cómo quiero sentirme mañana?

____

____

____

6. ¿Con qué palabra o frase agradezco y cierro este día?

____

____

____

Mi Diario de Bienestar

Antes de escribir...

inhala EXHALA inhala EXHALA inhala EXHALA

__/__/___

L M X J V S D

1. ¿Cuáles son las palabras o afirmaciones que nutren mi corazón?

____

____

____

2. ¿Cuáles son los tres objetivos que deseo lograr hoy?

1 _______________________________________

2 _______________________________________

3 _______________________________________

3. ¿Hoy me siento agradecida por?

____

____

____

Mi Diario de Bienestar

Mi nivel de estrés hoy fue:

1 2 3 4 5 6 7 8 9 10

4. ¿Qué acciones puedo llevar a cabo para recuperar mi bienestar y prevenir esos niveles?

____

____

____

5. ¿Cómo quiero sentirme mañana?

____

____

____

6. ¿Con qué palabra o frase agradezco y cierro este día?

____

____

____

Mi Diario de Bienestar

Antes de escribir...

inhala EXHALA inhala EXHALA inhala EXHALA

__/__/___

L M X J V S D

1. ¿Cuáles son las palabras o afirmaciones que nutren mi corazón?

____

____

____

2. ¿Cuáles son los tres objetivos que deseo lograr hoy?

1 ____

2 ____

3 ____

3. ¿Hoy me siento agradecida por?

____

____

____

Mi Diario de Bienestar

Mi nivel de estrés hoy fue:

1 2 3 4 5 6 7 8 9 10

4. ¿Qué acciones puedo llevar a cabo para recuperar mi bienestar y prevenir esos niveles?

____

____

____

5. ¿Cómo quiero sentirme mañana?

____

____

____

6. ¿Con qué palabra o frase agradezco y cierro este día?

____

____

____

Mi Diario de Bienestar

Antes de escribir...

inhala EXHALA inhala EXHALA inhala EXHALA

__/__/___

L M X J V S D

1. ¿Cuáles son las palabras o afirmaciones que nutren mi corazón?

____

____

____

2. ¿Cuáles son los tres objetivos que deseo lograr hoy?

1 ____

2 ____

3 ____

3. ¿Hoy me siento agradecida por?

____

____

____

Mi Diario de Bienestar

Mi nivel de estrés hoy fue:

1 2 3 4 5 6 7 8 9 10

4. ¿Qué acciones puedo llevar a cabo para recuperar mi bienestar y prevenir esos niveles?

____

____

____

5. ¿Cómo quiero sentirme mañana?

____

____

____

6. ¿Con qué palabra o frase agradezco y cierro este día?

____

____

____

Mi Diario de Bienestar

Antes de escribir...

__/__/___

L M X J V S D

1. ¿Cuáles son las palabras o afirmaciones que nutren mi corazón?

____

____

____

2. ¿Cuáles son los tres objetivos que deseo lograr hoy?

1 ____

2 ____

3 ____

3. ¿Hoy me siento agradecida por?

____

____

____

Mi Diario de Bienestar

Mi nivel de estrés hoy fue:

1 2 3 4 5 6 7 8 9 10

4. ¿Qué acciones puedo llevar a cabo para recuperar mi bienestar y prevenir esos niveles?

____

____

____

5. ¿Cómo quiero sentirme mañana?

____

____

____

6. ¿Con qué palabra o frase agradezco y cierro este día?

____

____

____

Mi Diario de Bienestar

Antes de escribir...

__/__/___

L M X J V S D

1. ¿Cuáles son las palabras o afirmaciones que nutren mi corazón?

____

____

____

2. ¿Cuáles son los tres objetivos que deseo lograr hoy?

1 _______________________________________

2 _______________________________________

3 _______________________________________

3. ¿Hoy me siento agradecida por?

____

____

____

Mi Diario de Bienestar

Mi nivel de estrés hoy fue:

1 2 3 4 5 6 7 8 9 10

4. ¿Qué acciones puedo llevar a cabo para recuperar mi bienestar y prevenir esos niveles?

____

____

____

5. ¿Cómo quiero sentirme mañana?

____

____

____

6. ¿Con qué palabra o frase agradezco y cierro este día?

____

____

____

Mi Diario de Bienestar

Antes de escribir...

inhala EXHALA inhala EXHALA inhala EXHALA

__/__/___

L M X J V S D

1. ¿Cuáles son las palabras o afirmaciones que nutren mi corazón?

____

____

____

2. ¿Cuáles son los tres objetivos que deseo lograr hoy?

1 ____

2 ____

3 ____

3. ¿Hoy me siento agradecida por?

____

____

____

Mi Diario de Bienestar

Mi nivel de estrés hoy fue:

1 2 3 4 5 6 7 8 9 10

4. ¿Qué acciones puedo llevar a cabo para recuperar mi bienestar y prevenir esos niveles?

____

____

____

5. ¿Cómo quiero sentirme mañana?

____

____

____

6. ¿Con qué palabra o frase agradezco y cierro este día?

____

____

____

Mi Diario de Bienestar

Antes de escribir...

inhala EXHALA inhala EXHALA inhala EXHALA

__ / __ / ___

L M X J V S D

1. ¿Cuáles son las palabras o afirmaciones que nutren mi corazón?

____

____

____

2. ¿Cuáles son los tres objetivos que deseo lograr hoy?

1 ____

2 ____

3 ____

3. ¿Hoy me siento agradecida por?

____

____

____

Mi Diario de Bienestar

Mi nivel de estrés hoy fue:

1 2 3 4 5 6 7 8 9 10

4. ¿Qué acciones puedo llevar a cabo para recuperar mi bienestar y prevenir esos niveles?

____

____

____

5. ¿Cómo quiero sentirme mañana?

____

____

____

6. ¿Con qué palabra o frase agradezco y cierro este día?

____

____

____

Mi Diario de Bienestar

Antes de escribir...

inhala EXHALA inhala EXHALA inhala EXHALA

__ / __ / ___

L M X J V S D

1. ¿Cuáles son las palabras o afirmaciones que nutren mi corazón?

2. ¿Cuáles son los tres objetivos que deseo lograr hoy?

1

2

3

3. ¿Hoy me siento agradecida por?

Mi Diario de Bienestar

Mi nivel de estrés hoy fue:

1 2 3 4 5 6 7 8 9 10

4. ¿Qué acciones puedo llevar a cabo para recuperar mi bienestar y prevenir esos niveles?

____

____

____

5. ¿Cómo quiero sentirme mañana?

____

____

____

6. ¿Con qué palabra o frase agradezco y cierro este día?

____

____

____

Mi Diario de Bienestar

Antes de escribir...

inhala EXHALA inhala EXHALA inhala EXHALA

__/__/___

L M X J V S D

1. ¿Cuáles son las palabras o afirmaciones que nutren mi corazón?

____

____

____

2. ¿Cuáles son los tres objetivos que deseo lograr hoy?

1 ____

2 ____

3 ____

3. ¿Hoy me siento agradecida por?

____

____

____

Mi Diario de Bienestar

Mi nivel de estrés hoy fue:

1 2 3 4 5 6 7 8 9 10

4. ¿Qué acciones puedo llevar a cabo para recuperar mi bienestar y prevenir esos niveles?

____

____

____

5. ¿Cómo quiero sentirme mañana?

____

____

____

6. ¿Con qué palabra o frase agradezco y cierro este día?

____

____

____

Mi Diario de Bienestar

Antes de escribir...

inhala EXHALA inhala EXHALA inhala EXHALA

__/__/___

L M X J V S D

1. ¿Cuáles son las palabras o afirmaciones que nutren mi corazón?

____

____

____

2. ¿Cuáles son los tres objetivos que deseo lograr hoy?

1 ____

2 ____

3 ____

3. ¿Hoy me siento agradecida por?

____

____

____

Mi Diario de Bienestar

Mi nivel de estrés hoy fue:

1 2 3 4 5 6 7 8 9 10

4. ¿Qué acciones puedo llevar a cabo para recuperar mi bienestar y prevenir esos niveles?

____

____

____

5. ¿Cómo quiero sentirme mañana?

____

____

____

6. ¿Con qué palabra o frase agradezco y cierro este día?

____

____

____

Mi Diario de Bienestar

Antes de escribir...

inhala EXHALA inhala EXHALA inhala EXHALA

__ / __ / ___

L M X J V S D

1. ¿Cuáles son las palabras o afirmaciones que nutren mi corazón?

____

____

____

2. ¿Cuáles son los tres objetivos que deseo lograr hoy?

1 ____

2 ____

3 ____

3. ¿Hoy me siento agradecida por?

____

____

____

Mi Diario de Bienestar

Mi nivel de estrés hoy fue:

1 2 3 4 5 6 7 8 9 10

4. ¿Qué acciones puedo llevar a cabo para recuperar mi bienestar y prevenir esos niveles?

____

____

____

5. ¿Cómo quiero sentirme mañana?

____

____

____

6. ¿Con qué palabra o frase agradezco y cierro este dia?

____

____

____

Mi Diario de Bienestar

Antes de escribir...

inhala EXHALA inhala EXHALA inhala EXHALA

__/__/___

L M X J V S D

1. ¿Cuáles son las palabras o afirmaciones que nutren mi corazón?

____

____

____

2. ¿Cuáles son los tres objetivos que deseo lograr hoy?

1 ____

2 ____

3 ____

3. ¿Hoy me siento agradecida por?

____

____

____

Mi Diario de Bienestar

Mi nivel de estrés hoy fue:

1 2 3 4 5 6 7 8 9 10

4. ¿Qué acciones puedo llevar a cabo para recuperar mi bienestar y prevenir esos niveles?

____

____

____

5. ¿Cómo quiero sentirme mañana?

____

____

____

6. ¿Con qué palabra o frase agradezco y cierro este día?

____

____

____

Mi Diario de Bienestar

Antes de escribir...

inhala EXHALA inhala EXHALA inhala EXHALA

__/__/___

L M X J V S D

1. ¿Cuáles son las palabras o afirmaciones que nutren mi corazón?

____

____

____

2. ¿Cuáles son los tres objetivos que deseo lograr hoy?

1 ____

2 ____

3 ____

3. ¿Hoy me siento agradecida por?

____

____

____

Mi Diario de Bienestar

Mi nivel de estrés hoy fue:

1 2 3 4 5 6 7 8 9 10

4. ¿Qué acciones puedo llevar a cabo para recuperar mi bienestar y prevenir esos niveles?

____

____

____

5. ¿Cómo quiero sentirme mañana?

____

____

____

6. ¿Con qué palabra o frase agradezco y cierro este día?

____

____

____

Epílogo

Epílogo

La aromaterapia es como un puente entre tu mundo interno y la naturaleza que te rodea. A medida que te conectas con los aceites esenciales, estás honrando la poderosa relación entre tu ser y el Universo. Permítete experimentar la magia de la Aromaterapia, sabiendo que cada aroma es una expresión única de la Tierra, que te sostiene, y del Sol y la Luna, que te guían.

Soy polvo de estrellas, luz y sombra entrelazada.

Cultivo mi esencia en el camino del Cosmos, nutriéndome de la Madre Tierra en conexión con el plano Espiritual.

Abrazo al Sol y me cobijo con la Luna, armonizando mi divino femenino en unidad con mi sagrado masculino.

Soy la manifestación de mi Corazón, en unión con mi cuerpo, mente y espíritu en total expansión.

Soy un aroma agradable a Dios.

Por cada semilla sembrada en mi alma, recuerdo mi propósito.

Por cada raíz anclada a la tierra de mi cuerpo, me relaciono desde mi esencia.

Por cada partícula de madera, fortalezco mi espíritu.

Por cada gota de resina, mi corazón sana.

Por cada hoja que me cubre, aprendo a fluir en bienestar.

Por cada zumo de fruto, disfruto del gozo de vivir.

Por cada flor que abre sus pétalos, aprendo a florecer, amando y aceptando mi esencia, encontrándome conmigo.

Porque Yo soy Yo, y ese es mi poder.

Agradecimientos

Alguna vez leí que cuando uno agradece, es como si abrieras la llave de la felicidad, ¿y sabes qué? considero que tiene razón.

Agradecer engrandece al corazón, y hoy quiero decir gracias a:

- *Chiquillo guapo*, mi esposo Andrés, por su apoyo incondicional.

- *Gruñis*, oséase mi Papá, que en vida me enseñó el significado del autocuidado.

- Mi clan de mujeres, *buddies*, hermanas de camino, *chingoleras*, que me inspiraron con sus porras, y sobre todo por compartir día con día su vida conmigo.

- Toño Uribe, por apoyar mis locuras que ahora son realidades.

- Mis mentoras Martha Salamanca y Mari Carmen Obregón por su guía, luz, acompañamiento y amistad.

Y a ti lectora, que te das la oportunidad a través de esta guía de nutrir tu cuerpo, mente, corazón y espíritu, para ser Tú en esencia de amor y expansión.

Acerca de la autora

Soy Tatiana Lechuga, *AromaGenie* y fundadora de *HarmonyMe, Aromaterapia femenina que inspira Bienestar.*

Mi misión es acompañar a mujeres como tú en un viaje de re-descubrimiento y conexión con su poder interior y bienestar, a través de la aromaterapia holística femenina, y el autocuidado en todas sus dimensiones, guiándote hacia el equilibrio físico, mental y emocional.

Mi pasión es crear fórmulas de aceites esenciales personalizadas para cada mujer que busca mi apoyo.

Mis redes sociales

Instagram: @harmonymeshop

TikTok: @harmonymeshop

Glosario

- **Aceite esencial (AE)**: Es el producto del metabolismo secundario de las plantas, y sirve como defensa, atracción, comunicación y protección de éstas. Se extrae de las diferentes partes de la planta: semilla, raíz, rizoma, tallo, hoja, flor o fruto, por método de destilación o por arrastre de vapor.

- **Aromaterapia**: Terapia natural y holística que restablece el equilibrio de la persona en su totalidad, utilizando los aceites esenciales en el proceso.

- **Analgésico**: Agente que alivia o disminuye el dolor.

- **Ansiolítico**: Agente que puede mejorar el estado de ánimo al potenciar la liberación de serotonina y dopamina.

- **Antibacterial**: Agente que destruye bacterias.

- **Antidepresivo**: Agente que es edificante y contrarresta la melancolía.

- **Antiespasmódico**: Agente que previene y alivia los espasmos y cólicos.

- **Antiinflamatorio**: Agente que alivia la inflamación.

- **Antimicrobiano**: Agente que resiste o destruye los agentes patógenos.

- **Antioxidante**: Agente que puede retrasar o inhibir el daño celular, principalmente a través de su propiedad de eliminación de radicales libres.

- **Antiviral**: Agente que puede destruir o inhibir el desarrollo y reproducción de virus.

- **Astringente**: Agente que contrae, tensa y une los tejidos.

- **Carminativo**: Agente que asienta el sistema digestivo y facilita la expulsión de gases de los intestinos.

- **Cuerpo energético**: Es donde habita tu campo electromagnético o Aura. Está compuesto de energía eléctrica que nos hace movernos, y energía magnética con la que atraemos o repelemos.

— **Cuerpo emocional**: Es el portador de nuestros sentimientos, emociones y cualidades de nuestro carácter. Su propósito es expresar y amar.

— **Cuerpo espiritual o alma**: Se dice que aquí habita la fuente de vida. Es el cuerpo superior o esencia, que le da sentido a los otros cuerpos. Su propósito es evolucionar. Además, es el diseñador de las experiencias que vives, de acuerdo con el plan o propósito de vida por el cual decidiste venir a este plano, nacer y vivir.

— **Cuerpo físico**: Es el más grande y denso. Está conectado con el mundo físico; lo ves, lo palpas, lo mueves y lo disfrutas. Sólo se puede experimentar lo que ocurre en el plano material gracias a la mente, que está conectada a los cinco sentidos.

— **Cuerpo mental**: Es donde habita el ego. Nos permite razonar, enfocar y dirigir la atención, desarrollar la fuerza de voluntad y cultivar sentimientos. Es donde se encuentran el conjunto de creencias y pensamientos, las ideas sobre el mundo y nosotros mismos.

- **Diurético**: Agente que aumenta la secreción y expulsión de orina.

- **Fungicida**: Agente que destruye las infecciones fúngicas o micóticas.

- **Inmunoestimulante**: Acción que potencia la respuesta inmunitaria innata o inespecífica al interactuar directamente con las células del sistema, activándolas.

- **Restaurativo**: Agente que fortalece y revive los sistemas del cuerpo.

- **Relajante**: Agente que provoca la relajación de la mente, del cuerpo, o del sistema nervioso.

- **Sedante**: Agente que reduce el nerviosismo, la angustia, la tensión, o la agitación. Tiene un efecto calmante.

- **Tónico**: Agente que fortalece y mejora el rendimiento físico.

Recursos

Si deseas continuar tu viaje de autocuidado y bienestar femenino, te recomiendo las siguientes fuentes de información:

- **Martha Leonor Salamanca Frías**, Autora y Médium Máster:

  https://www.instagram.com/decretosyafirmaciones/

- **MariCarmen Obregón**, Autora y Conferencista

  https://www.instagram.com/efectowow/

- **Aromahead Institute**

  https://www.aromahead.com/

- **Tisserand Institute**

  https://tisserandinstitute.org/

- **Plant Therapy**

  https://www.planttherapy.com/pages/resource-library

Fuentes consultadas

— *Authentic Happiness*. University of Pennsylvania. Consultada en febrero 2023. Disponible en: https://www.authentichappiness.sas.upenn.edu/es/home

— Bastar, Conie (2021). *Aromaterapia, en el universo de los aceites esenciales. Cuidado y salud para tu cuerpo, balance para tu vida, plenitud para tu ser.* Editorial Botello, Ciudad de México.

— Battaglia, Salvatore (2003). *The complete guide to Aromatherapy*. The International Centre of Holistic Aromatherapy. Australia

— Battaglia, Salvatore (2019). *Aromatree, a holistic guide to understanding and using aromatherapy.* Black Pepper Creative, Brisbane.

– Battaglia, Salvatore (2021). *The Complete Guide to Aromatherapy*, Vol. III - Psyque & Subtle, Third edition. Black Pepper Creative, Brisbane.

– Battaglia, Salvatore (2020). *Aromatherapy and Chakras, balancing your body's energy centres for optimal health and wellbeing*. Black Pepper Creative, Brisbane.

– Betancurt Karlos. *El diario de gratitud: guía completa de sanación*. Consultado el 30 de enero de 2023. Disponible en: https://ayuda-psicologica-en-linea.com/autoayuda/diario-gratitud/

– Campos, Pedro (2022). *Ama como un Buda*. Beek Technologies, Inc. México

– Castro, Sonia (2023). *Modelo PERMA*. Instituto Europeo de Psicología Positiva. Consultada el 20 de abril 2023. Disponible en: https://www.iepp.es/modelo-perma/

– Cuerpo Mente (2023). *Calendario lunar 2023*. Consultada en enero 2023. Disponible en: https://www.cuerpomente.com/calendario-lunar/calendario-lunar_1683

- Colegio Americano de Medicina del Estilo de Vida. Consultado en marzo 2023. Disponible en https://lifestylemedicine.org/

- Fischer-Rizzi S (1990). *Complete aromatherapy handbook*. Sterling Publishing, USA

- Harris, Dan (2019). *10% Happier, How I Tamed the Voice in My Head, Reduced Stress Without Losing My Edge, and Found Self-Help That Actually Works--A True Story*. Dey Streer Books, USA.

- Instituto Europeo de Psicología Positiva. *Diario de Gratitud*. Consultado el 30 de enero de 2023.

- Mojay G. (1996). *Aromatherapy for healing the spirit*. Hodder and Stoughton, UK.

- Puig Mario Alonso. Blog Mario Alonso Puig. Consultado en julio 2023. Disponible en: https://marioalonsopuig.com/blog/

- Rojas Estapé Marian (2018). *Cómo hacer que te pasen cosas buenas*. Espasa Libros, Madrid, España.

- Seligman P. Martin (2018). *La auténtica felicidad*. B de Bolsillo, España.

- Tisserand Robert | Young Rodney (2014). *Essential oil safety*, Second edition. Churchill Livingstone Elsevier, Poland.

- Worwood V (1995). *The fragant mind*. Doubleday, Great Britain.